新婚孕育指南

杨贵蓉　主编

上海科学普及出版社

图书在版编目（CIP）数据

新婚孕育指南 / 杨贵蓉主编. -- 上海 : 上海科学普及出版社, 2014.1

ISBN 978-7-5427-5941-2

Ⅰ.①新… Ⅱ.①杨… Ⅲ.①优生优育 - 基本知识②妊娠期 - 妇幼保健 - 基本知识③产褥期 - 妇幼保健 - 基本知识④新生儿 - 哺育 - 基本知识 Ⅳ.①R169.1②R715.3③R174

中国版本图书馆CIP数据核字(2013)第283909号

责任编辑 徐丽萍

新婚孕育指南

杨贵蓉 主编

上海科学普及出版社出版发行

（中山北路832号 邮政编码200070）

http://www.pspsh.com

各地新华书店经销 永清县晔盛亚胶印有限公司印制

开本690×960 1/16 印张12 字数180 000

2014年1月第1版 2014年1月第1次印刷

ISBN 978-7-5427-5941-2 定价：30.00元

内 容 提 要

本书主要为新婚后有生育打算的夫妇介绍生育知识，内容包括孕前夫妻双方应该注意的各个方面的事项和各种准备，妻子怀孕以后在衣食住行、身心健康、胎儿安全和发育状况等方面应该注意的事项，以及生产前后的准备和注意事项、照顾新生儿等各个方面的生育知识。

主要读者对象是准备生育的人群，特别是面临初次生育的年轻新婚夫妇，以及有生育打算还未有具体计划的人群。

目录

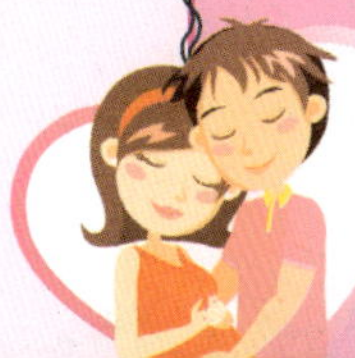

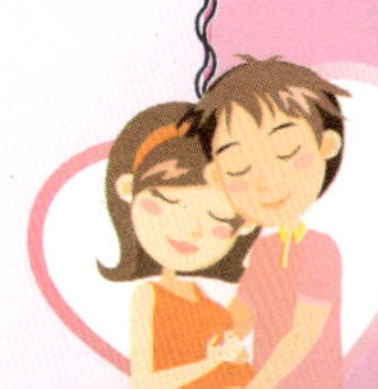

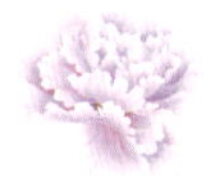

第一章　做好为人父母的准备

做好婚前检查

2003年10月1日，我国颁布新的《婚姻登记管理条例》中规定，新婚男女婚前检查采取自愿原则。这项规定本来是为了尊重个人意愿，体现新的《婚姻登记管理条例》的人文关怀，但此后婚检率因此大跌，新生儿缺陷的发生率也随之上升。除此之外，如果新婚男女对对方身体不了解，就有可能导致婚后生活不幸福，甚至影响性生活的和谐。

以上这些，我们都可以从现实生活中找到实例。有一名女士刚结婚不久，就要和丈夫闹离婚。刚开始人们不解，到法院她才说出了自己的苦恼，原来她和丈夫没有婚检就结了婚，但是在蜜月中却发现，丈夫经常背着她偷偷地洗下身，而且她还发现丈夫的阴茎头处经常流出脓液。她怀疑是丈夫得了性病，所以坚决不和丈夫过性生活，以免自己也染上性病。这样长期下去也不是个办法，她只好提出了离婚。北京市西城区法院某法官也说，随着强制婚检的取消，因一方隐瞒疾病等健康原因到法院起诉离婚的案件也逐渐增多，这些案件中有的是隐瞒了精神病史，还有一些是因为得了传染性疾病和遗传病。夫妻健康的一方担心另一方的传染病会殃及自己，遗传病会殃及未来的孩子，只好提出离婚。

由此可见，婚前检查还是非常重要的，这不但有利于夫妻双方对对方身体的了解，有利于婚后性生活的和谐，而且更有利于培育出优秀的下一代。那么，如何进行婚前检查呢？

婚前检查的内容主要包括以下三个方面：

（1）本人及家族的健康史。这项检查主要包括是否有各种急、慢性传染病史，如肝炎、活动性肺结核等；是否患过高血压病、心脏病、肾病、精神病等；双方直系亲属是否患有精神病及各种遗传性疾病；双方是否为近亲结婚，因为近亲结婚是遗传病发生的主要原因之一，是威胁人类正常繁衍与健康的大敌，近亲结婚的后代比非近亲结婚的后代患遗传性疾病的概率大150倍。

（2）女性月经史及其他。女性月经的情况是判断女性生殖系统是否正常和诊断妇科疾病的主要依据，对婚后性生活及生育子女等有很大的关系。男女双方还要进行生殖器官的检查，包括了解男方的精液及遗精情况。女方检查时，要注意外阴的情况。如果女方的处女膜肥厚或外阴发育不好，在新婚同房的时候，会出现处女膜破裂后出血过多的情况。在这种情况下，男女双方可达成一致，在婚前将处女膜先切开再结婚。女方先天无阴道，如男女双方同意结婚，可以在婚前进行手术治疗。如发现有滴虫病、真菌性阴道炎或患有性病时，也应在婚前治疗。

婚前检查可以使男女双方正确认识人体的生理构造、功能和受孕知识，了解正常的男女性生活及性生活卫生，以及不能正常性生活的原因等。新婚夫妇如果婚后不想马上要孩子，也可以向医生咨询合适的避孕措施。一些热恋的男女之所以不愿婚前检查，是因为他们在婚前已经发生了性关系，担心检查时难堪。其实对于这种状况，完全可以事先声明，让医生不检查女方的处女膜。

（3）全身体格检查。此检查可对双方的身高、体重、血压、营养状况、视力、淋巴结、甲状腺、四肢，以及心、肺、肝、脾、肾、胃等主要脏器有无器质性疾病做逐一了解。患有急性肝炎、活动性肺结核、心脏病、急性肾炎等急性传染病和全身性严重疾病者均不应急于结婚，可在治愈和控制后再结婚。这有利于病人恢复健康和避免相互间传染，也不至于因此影响夫妻婚后的感情。

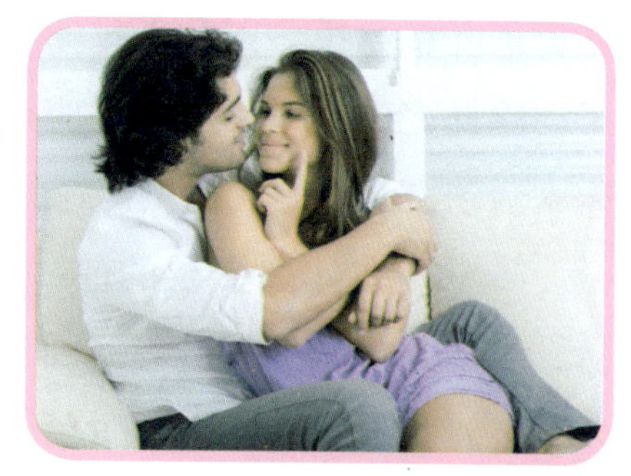

男女从相识、相恋到结婚，既是缘分，也是一件非常美好和值得回忆的幸福往事。一个对对方负责的人，无论自己有怎样的隐私或难言之隐，都应该坦诚地向对方加以说明，因为“纸包不住火”，夫妻在过性生活时，由于身体的极端暴露，两人之间已经没有隐私可言。为了美满和长期的婚姻生活，请在性爱初期就“打开天窗说亮话”，以便夫妻携手，向着美好的生活共同努力。

做好孕前准备

很多夫妻在准备怀孕生子的时候，往往忽视了准备工作，这是极为不妥当的。这是因为要想实现优生优育，生一个健康、聪明的宝宝，做好充足的孕前准备是必不可少的环节。

首先，生育并非只是两性单纯的生殖系统的结合，它涉及夫妻双方身体的全部。在准备怀孕之前，男女双方都要对自己身体进行全面的检查，如果发现有不利于生育的有关疾患和不理想的生理机能问题，就要及时进行治疗、调养以及功能锻炼，使身体机能达到最佳状态。为保证精液的正常和卵子成熟的质量，以及生殖器官的健康，夫妻双方都要进行检查和调理，必要时可以主动接受孕产妇科门诊的指导，以保证夫妻在生理机能正常而又健康的状况下怀孕。

第二，夫妻双方自身的健康状况也非常重要。在怀孕之前，夫妻双方都应注意身体素质的锻炼，使身体健康，精力充沛；再加上两性协调的性生活和健康化的节律，使精子和卵子保持处于最佳性状，这对新生命在形成过程中获得优良遗传基因非常有利。身体素质的调养要保持性生活的正常，在女性排卵前应减少性交次数，使男子养精蓄锐，以利于排卵时性交可以产生足够数量的高质量精子。除此之外，夫妻双方还应该坚持进行健美活动和有益的健美的艺术活动，为下一代提供良好的遗传素质。

第三，在计划受孕的前一段时间内，夫妻双方都不宜穿紧身裤，如尼龙裤、牛仔裤等。因为这些裤子不是化纤织品就是透气性差，并且将男女外生殖器紧紧包裹住，使妻子患阴道炎几率增大增多，直接影响受孕成功；使丈夫的睾丸压向腹部，从而增加了其温度，使生精能力减退。在这种情况下怀孕生下来的孩子，会增加畸形儿或有先天性缺陷婴儿发生的概率。并且，在受孕之前的一段时间之内，夫妻双方都要戒烟戒酒。因为如果在大量饮酒后受孕，极有可能造成腹中的胎儿先天畸形，或是智力低下；而烟中的尼古丁则更不利于优生。此外，最好不要参加赛车、长跑之类的运动，也不可去远行旅游，以免影响生理机能的平衡。

第四，还要做好充分的心理和精神准备。如果一对夫妻在经过协商同意怀孕时，双方都是心情舒畅、精神振奋，而且持着一种乐观的态度，那么在这种情况下受孕的孩子，往往是健康而聪慧的。但是如果在怀孕的时候，夫妻双方或一方没有思想准备，或是心理、精神状态不佳，那就有可能影响到下一代。所以，有关专家提示，新婚夫妻最好不要先怀孕，等结婚后经过一段时间夫妻感情的调适，尤其是对性生活达到了互相配合、互相适应并取得了相互满意，达到性兴奋的状态再怀孕。

由于夫妻的心境健康与否，相互之间有无强烈的感染性，与社会、家庭、生活、工作和身体健康有着重大的关系，所以在准备怀孕之时，夫妻要善于调节上述各种因素，特别是善于处理上述因素导致的夫妻矛盾，以求保持良好的孕前心绪。为此，夫妻之间要相互了解对方气质和性格上的差异，善于主动调节双方的心理平衡问题。当一方失去正常的心理状态时，另一方要善解人意，并和谐地引导对方摆脱困境。夫妻间还要安排适宜的生活节律，以消除心理失调和精神失常。比如过于紧张，就要松弛一下，在一天或几天的紧张劳累的工作之后，夫妻晚间散步或者利用双休日搞一次郊外旅游，都有利于调适心理和精神不佳的状态。

妇女在生产下一代上，担负着艰巨和繁重的负担，丈夫要给予理解和安抚，使妻子愿意接受和承担这一重担。妻子也应该懂得，孩子是夫妻爱情的结晶，是夫妻共同生命的延续，为了夫妻间诚挚的爱。为了人类的不断繁衍，做妻子的应当有信心去承担孕育、生育的重担，坚信自己可以克服一切困难，忍受种种艰辛和压力完成这一神圣的任务。

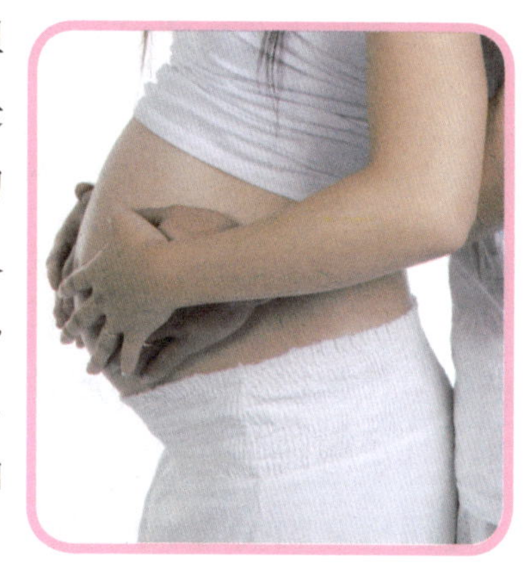

有的妇女在怀孕前对怀孕心理压力重重。她们怕怀孕后影响自己优美的体型，失去青春年华；有的妇女担心怀孩子分娩时产生疼痛；还有的担心生孩子后自己不会带孩子。其实这些顾虑都是没有必要的。怀孕后由于生理上一系列的变化，体型也会发生变化，只要在产后坚持锻炼，体型就会很快得到恢复。分娩时的疼痛也是短暂的一阵，只要同医生密切配合，就会减少痛苦，平安分娩。至于会不会带孩子，经过实践每个母亲都能自然学会。

夫妻准备受孕怀孩子时的性生活，也要选择人体生物节律。据科学家研究表明，人的情绪、智力和体力在每个月都有高潮和低潮。在高潮期人表现为情趣盎然、谈笑风生、体力充沛、思维活跃，若夫妻双方都处在高潮期怀孕，往往能孕育出健康聪明的宝宝。这种具有一定规律的现象，被称作人体生物节律或人体生物钟。这种现象本人都能感受到。

夫妻准备怀孕性交时，要注意环境对心理因素的影响。夜深人静，居室清洁，心境恬和，感情恩爱缠绵之时，则是好的性交受孕时机。所以，只要夫妻在思维、语言、行为、情感等方面都达到高度协调一致的时候性交怀孕，出生的孩子往往能集中双亲的身体、容貌、智慧等方面的优点。事实证明，智力较高的儿童的父母常常是文明的，彼此情投意合、体贴关心的。在这种情况下受孕的胎儿，其素质也会受到父母影响，成为健康、聪明的宝宝。

怀孕之前生活禁忌

曾经有一对夫妇结婚数年，盼星星、盼月亮，就是盼不来心中的宝贝，他们只好去妇产科向医生咨询。医生问他们一般一个月过几次性生活，他们不好意思地回答，也就20多次吧。

医生立刻找出了其中的原因：原来他们的性生活太过频繁，从而影响到了妻子的成功受孕。医生解释说，性交受孕与丈夫精子的数量、质量有着很大的关系。如果夫妇连日性交，甚至每日数次射精，就会减少精液的数量，降低精子的数量、活动力以及生存能力，从而使精子在女性生殖道行进的能力，与卵子结合的“后劲”也大为减弱，那么受孕的机会自然减少。这像种庄稼一样，种下的种子少，发的芽就少。所以，在怀孕之前，夫妇双方切不可性生活过于频繁，应该让自己的性生活变得健康、有规律起来，这样不但可以尽快地怀上宝宝，而且还可以提高精子的质量。

其次，如果夫妻有怀孕的打算，那么就不能在这一段时间内搬进新的住房。这是因为刚刚装修好的房屋，会从各种装潢材料中释放出甲醛等有害物质，造成室内空气污染。这不但会危害到大人的健康，更会对腹中胎儿造成极大的伤害。例如，甲醛是一种对人类可致癌的物质，它对细胞内的遗传物质有很强的损伤作用，又可引起基因突变，DNA断裂及染色体畸变等。孕妇若长期暴露于高浓度的甲醛环境中，可导致流产及胎儿畸形。所以专家建议，孕妇不能过早地搬进新装修的房中；或是如果已经搬进了新房，那么最好不要在3个月之内怀孕。

再次，如果有怀孕的打算，那么就不能胡乱服用安眠药。有些人由于各种原因，常常会出现失眠、睡眠质量差等睡眠方面的问题，这些人常会服用一些安定、利眠宁之类的安眠药来帮助睡眠。但是，这对于有生育计划的夫妇来说是极为有害的，因为安眠药会伤害的人的生理功能和生殖功能。男性服用安眠药可使睾丸酮生成减少，导致阳痿、遗精及性欲减退等，从而影响生育能力。女性服用安眠药则可影响下丘脑功能，引起性激素浓度的改变，表现为月经期间无高峰出现，造成月经紊乱或闭经，并引起功能障碍，从而影响受孕能力，造成暂时性不孕。所以，为了避免影响双方的生育能力，准备怀孕的夫妇千万不要服用安眠药。而如果一旦出现睡眠问题，最好采取适当休息、加强锻炼、增加营养、调节生活规律、保持良好的心态等方法来解决，从根本上增强体质，而不是去靠安眠药维持睡眠。

此外，在怀孕之前服用其他药物的时候，也要特别注意。因为一些药在体内停留和发生作用的时间比较长，有时会对胎儿产生影响。有专家认为抗组胺剂、起解热镇痛作用的阿司匹林等，皆不宜长期服用。为治疗贫血而服用铁剂时，在准备怀孕前，要同医生商量，了解是否会对胎儿产生影响。有一些妇女怀孕之后身体没有明显变化，也不出现妊娠反应，自认为没有怀孕，于是完全不考虑所服的药品是否会对胎儿产生什么影响，结果无意之中伤害了非常脆弱的胎儿，留下了终身遗憾。所以，为了防止上述情况的出现，在计划怀孕前3个月就应当慎重地服药。

另外，妇女在怀孕前一段时间内不要受X线照射。如果在怀孕前4周内受X线照射，也会发生问题。医用X线的照射虽然很少，但它能杀伤人体内的生殖细胞。因此，为避免X线对下一代的影响，接受X线透视，尤其是腹部透视者，过4周后怀孕较为安全。调查表明，在1000个儿童中，发现有三色色盲的不少，他们的母亲在孕前腹部都曾接受过X线照射。因此，妇女平时应尽量减少X线的照射机会，怀孕前4周内必须禁忌照射X线。

最后，计划怀孕的妇女还应当停止对妊娠有害的工作。经常接触铅、镉、汞等金属，会增加妊娠妇女流产和死胎的可能性，其中甲基汞可致畸胎；铅会影响到将来出生孩子的智力；二硫化碳、二甲苯、汽油等有机物，可使流产率增高；氯乙烯可使妇女所生的婴儿先天痴呆率增高。因此这些岗位的职业女工，应在孕前调换工种。

医务工作者，尤其是某些科室的临床医生、护士，在传染病流行期间，经常与患各种病毒感染的病人密切接触，而这些病毒（主要是风疹病毒、流感病毒、巨细胞病毒等）会对胎儿造成严重危害。因此，在病毒性传染病流行期间，有怀孕计划或正处于早孕阶段的临床医务工作者，应当加强自我保健，严防病毒的危害。

许多农药已证实是危害妇女及胎儿健康，引起流产、早产、胎儿畸形、弱智的。因此，农村妇女应从准备受孕起就远离农药。尤其应加强乡镇企业劳动妇女的防护。

在最理想的年龄生育

随着生殖系统的逐渐发育、完善，男人和女人在工作、学习、日常交往中产生了真挚的爱情，从而要求结婚，组织家庭，生育孩子。这是一种正常的生理和社会现象，它促进了种族的繁衍和社会的正常发展。但是怀孕生子也是要讲究时机的，如果妇女过早怀孕，不但会对母亲的健康不利，而且还会影响胎儿的正常发育，容易生下不合格的新生儿。

首先，女性身体中的各个重要器官，虽然在20岁以前一般已经逐渐发育成熟，但是骨骼要到23岁以后才能完全钙化。如果妇女过早地怀孕，胎儿就会在体内与仍然正在发育的母亲争夺营养，从而影响母子的健康。体重3千克的新生儿，在母亲怀胎10个月的时间内，至少要从母亲体内摄取1.7千克的蛋白质、0.5千克的脂肪，以及0.5千克多的钙。除此之外，胎儿所需要的葡萄糖、铁及维生素等营养物质也全靠母体供给。如果孕妇过于年轻，必然会加大母亲身体的负荷和压力，从而影响母亲的身体健康，同时也不利于胎儿的正常生长。

其次，过早生育会极大地损害妇女产后健康。如果妇女怀孕的时候骨骼系统还未发育成熟，就会很容易造成母体在怀孕期间营养物质的大量消耗，这极易导致妇女在生产时宫缩无力、胎位不正、产后出血等不良后果。在临床上，就有不少早育女性因为产后身体虚弱，从而患上高血压、风湿热、心脏病、肾病等10余种合并症。

再次，如果妇女过早地生育，还会增加患宫颈癌的危险。据有关调查，过早生育的妇女的发病率要高出正常年龄生育者的3～7倍。

最后，早孕会提高产妇的死亡率，年龄在20～29岁的产妇死亡率为4.5‰，而年龄在20岁以下的产妇死亡率在8.6‰。

除此之外，由于女性过早生育的孩子在宫内母体营养供给不足，所以其产生低体重儿及发生早夭的概率也比较高，达6%。早育妇女还多发生流产、早产、死胎、婴儿窒息、新生儿智力愚钝等情况。而早育女性由于太过年轻，过早地负担起了为人母的重担，这不但会影响到其自身的工作、学习，而且还会因为缺乏生活经验不能妥善处理生活事务和婴幼儿教育等问题，从而对孩子的早期教育和智力开发产生不利影响。

除了不能过早生育之外，还不宜过晚生育。妇女一生中最佳生育年龄为24～29岁，如果是第一胎婴儿最迟也不要超过30岁。超过30岁，尤其超过35岁后生育被称为高危产。

首先，随着年龄的增长，妇女的卵巢功能开始衰退，卵细胞逐渐老化，而且因为卵子在卵巢中贮存的时间越久，长期受感染、放射线等环境中的有害因素影响越大，卵子分裂时染色体越容易产生变异，因此，胎儿先天性畸形或痴呆的发病率明显增加，因而生下畸形儿，特别是先天性愚型儿的概率便增多。有大量资料证明，35岁以上的妇女分娩出的孩子，发生先天性缺陷的概率较25～30岁的妇女多2倍以上，并随着年龄增长而递增，45岁以上则为10倍以上。

其次，高龄（35岁以上）初产妇，骨盆和会阴弹性都有所减弱，骨盆关节松弛性差，子宫收缩力弱，分娩时间延长，妊娠期并发症和难产的危险性也增加，很容易发生高血压和糖尿病等合并症，新生儿并发症的概率也会增多。

再次，年龄越大，产后恢复越慢，这对产妇健康不利。当然，由于种种原因，生育年龄超过这个界线，也不必过于紧张，只要做好产前检查，是可以预防上述问题的，多数高龄初产妇仍可平安生育。但是为了优生、提高人口素质和母亲的健康，最好选择最佳生育年龄24～29岁之间。因为妇女到了这段年岁身体发育成熟，并正处在生育旺盛期，对妊娠、分娩期间的心理变化和精神刺激均能很好地调节，各方面已具备做母亲的条件，并可担任起哺育和教育下一代的任务。

抓住最佳受孕时机

女性从13～15岁开始进入性成熟期以后，大约每28天都会有一个月经期。在每一个月经期，左右两侧的卵巢都会交替排出1个卵子，一个女性一生中大约共可排卵400个左右。卵子的寿命非常短，如果不及时受精，大约24小时后就会退化死亡。男性从14～16岁开始性成熟以后，在与女性的性交过程中，通过射精排出精子，进入女性的体内。一名正常男性每次射精可大概排出2～5毫升精液，每毫升含精子6000万个以上。精子在女性的体内一般可待48个小时左右，性交后5～20分钟，精子就可到达宫颈管内口，但只有一个精子能与卵子结合，其余精子都会先后死去。

由此可见，一对夫妇要想成功地怀孕，除了双方有健康的精子和卵子，以及通畅无阻的输卵管之外，还必须掌握女性的排卵规律，仔细观察和记录自己的月经周期中的生理变化，掌握排卵前后的生理现象，使精子与卵子会合的时间是双方都在成活期内。

一般来说，在正常的月经周期（28天）中，月经来潮第12～16天即是排卵期。如果夫妻双方在这段时间同房，那么妻子就极有可能受孕。此外，还可以通过测量体温的方法推算排卵期。准备怀孕的妇女，每天在起床后用体温表测量好自己的体温，然后用坐标图的形式逐日记录在一张纸上（注意必须是用同一支体温表，每天在同一时间测量，测量的时候要空腹、不能起床）。随着时间的推移，根据记录，将每次温度连结成线，就可以得到一体温曲线，在曲线上观察静息的体温随时间上升或下降。这种

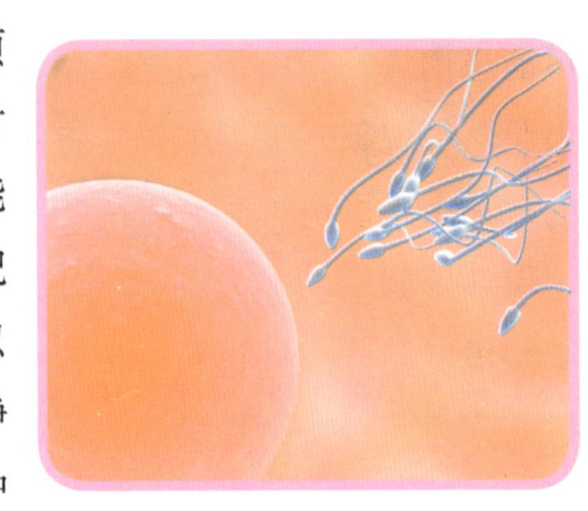

温差是微乎其微的，如果有一天，发现体温有明显上升，这就说明是排卵了。以前曲线一直保持在36.5℃左右，排卵这一天可能比以前要高0.3℃～0.5℃。这样持续10～14天后，如果不怀孕，温度重新下降到以前的水平（36.5℃），这一天便是新的月经来潮之日。如果已怀孕，温度将持续保持在37℃左右。了解了排卵期的时间，就可以知道哪天性交容易受孕。易受孕期可以是排卵的那一天或者排卵前2天或3天。

除了计算出排卵期之外，受孕的季节也非常重要。要想实现优生优育，夫妻双方最好选择一个最佳的时节怀孕。那么什么时候受孕为最佳的受孕时节呢？

一般来说，受孕后280天就到了预产期，所以此时应该避开炎热的三伏天。因为在夏天生产，不但孩子要经受炎热的考验，而且产妇不能出屋乘凉，也不能随意消暑，如果住房再狭小拥挤，通风不良，会容易发生产褥期中暑和增加患病的概率。

从妊娠的营养保证来说，如果三月、四月受孕，对孕妇和胎儿的营养需求都有好处。这是因为整个妊娠过程历经春夏秋三个主要食物供应季节，能为孕妇提供足够的蔬菜和水果，使人体需要的矿物质和各种维生素得到保证。这就像种子播种在土地里一样，如果土地贫瘠没有养分，再好的种子也难以发芽，即使发了芽，苗儿也难以茁壮成长。钙是组成骨骼的重要物质，而胎儿所需要的钙主要来自母亲，如果孕妇钙摄入不足，胎儿发育就会受影响，出生后很可能患佝偻病。由于缺钙，孕妇还会出现腰酸、腿痛、关节痛和牙齿脱落等现象。除了牛奶、蛋黄等动物性食品外，豆类、许多新鲜的蔬菜水果里也含着大量的钙。在妊娠中，铁的摄入也很重要，除了保证孕妇本身铁的需要以外，胎儿还要储存一部分，供出生以后半年里的发育用。除了源于一些动物性食品以外，铁更多地存在于桃、杏、枣、桂圆和绿叶蔬菜中。由此可见，如果妊娠过程历经春夏秋三个季节，不但可获得大量存在于蔬菜水果中的矿物质、维生素，而且整个妊娠过程中都能有良好的日照条件。孕妇可在晒太阳中获得足够的维生素D，促进妊娠中钙的吸收和平衡，有利于胎儿骨骼的钙化。

怀孕前的饮食与营养

女性怀孕的前3个月，正是胎儿心、肝、肾等重要器官分化并成规模的重要时期，且大脑也在这段时间内急剧发育。因此，这段时间内胎儿必须从母体内获得足够的营养。但是这一时期孕妇最容易发生恶心、呕吐、不想进食等妊娠反应，从而大大影响了孕妇的营养摄取，也势必影响胎儿的正常发育。所以，女性孕前的营养储备就显得尤为重要了。因此，在怀孕之前，女性就应该在日常饮食中注意营养的摄取，这对生出一个健康、聪明的宝宝大有好处。

蛋白质是构成人体内脏、肌肉以及健脑的基本营养素，所以女性如果有怀孕的计划，就应该早做准备补充足够的蛋白质，来应对即将到来的妊娠生活。如果体内储备的蛋白质不够，就很容易出现怀孕困难、孕期胚胎发育迟缓、产后母体恢复困难等情况。情况严重的，还会因为身体过于虚弱而引起多种并发症。含有丰富蛋白质的食物有牛肉、瘦猪肉、鸡肉、肝类、鱼、蛋、牛奶、乳酪等；植物性食物中含蛋白质丰富的有黄豆及其制品、大米、小麦、小米、红薯、花生等。成年人每千克体重每天应摄取蛋白质1～1.5克，而准备生孩子的女性每天应摄取1.5～2克，这样才能为怀孕做好准备。

钙质是形成骨骼与牙齿的主要成分，是胎儿发育过程中不可缺少而且用量较多的一种物质。因此，女性在怀孕前必须补钙，以供胎儿生长发育的需要。钙质还可以加强母体血液的凝固性，安定精神，防止疲劳，对将来哺乳婴儿也有利。如果孕妇钙摄入不足，胎儿会从母体中夺取钙质，进而造成孕妇腰酸腿痛，还可出现软骨症。含钙丰富的食物有鱼类、牛奶、乳酪、海带、虾皮、银耳、大豆及其制品、核桃仁、西瓜子、南瓜子等。

铁质是血色素的主要成分，女性在怀孕中期以后，因为胎儿迅速成长每天都要吸收约5毫克的铁质，使母体血液中的铁质减少而容易发生贫血。孕妇贫血不但不利于胎儿的生长发育，而且在分娩时会出现低热或迟缓出血等合并症，出血量也会增加，致使产后母体恢复较慢，甚至可能造成致命的伤害。所以，女性在孕前就要有意识地多摄取铁质。含铁丰富的食物有猪肝、猪肾、猪血、牛肉、猪肉、蛋黄、芝麻酱、黑木耳、黄豆、芹菜、白菜、海带、香菇、田螺、牛肝、羊肝、鸡肝等。

锌是人体内一系列生物化学反应所必需的多种酶的重要组成成分，对人体的新陈代谢活动有重大影响。缺锌会导致味觉及食欲减退，减少营养物质的摄入，影响生长发育。锌对女性怀孕和胎儿生长发育都有重要作用，孕妇缺锌会影响胎儿，导致胎儿生长发育迟缓，身材矮小，甚至出现胎儿畸形。所以，在准备怀孕时要注意补充锌。成人每天大约需要2.2毫克锌，孕妇应在此基础上增加一些。含锌丰富的食物有豆类、小米、萝卜、大白菜、牡蛎、牛肉、猪肉、茶叶、干酪、花生酱、鸡肉、面粉等。

叶酸是一种水溶性B族维生素，因最初是从菠菜叶中提取得到的，故称为叶酸。如果孕妇在妊娠早期缺乏叶酸，就会影响胎儿大脑和神经系统的正常发育，严重时将造成无脑儿和脊柱裂等先天畸形，也可因胎盘发育不良而造成流产、早产等。因此，在怀孕前后补充叶酸，可以预防胎儿发生神经管畸形。绿叶蔬菜中，如菠菜、生菜、芦笋、龙须菜、油菜、小白菜、甜菜等；谷类食物中，如酵母、麸皮面包、麦芽等；水果中，如香蕉、草莓、橙子、橘子等，以及动物肝中均富含叶酸。但是叶酸遇热会被破坏，因此建议加工上述食物时不要长时间加热，以免破坏食物中所含的叶酸。营养学家曾推荐孕妇每天吃1只香蕉，因为香蕉富含叶酸与钾元素。另外，还可补充一些富含叶酸的奶粉。为预防神经管缺陷，也可以口服一些药物补充叶酸。斯利安0.4毫克/日，或叶维胶囊0.4毫克/日，孕前3个月和怀孕后3个月口服。

维生素不仅是人体生长发育的必需，同样是生殖功能正常的需要。如果女性体内缺乏维生素，就很容易不孕。就算成功怀孕了，也很容易出现胎儿骨骼发育不全、抵抗力弱、贫血、水肿、皮肤病、神经炎等缺陷，严重的还会导致流产、早产、死胎，或影响子宫收缩导致难产。因此在孕前就应有意识地补充维生素，多进食肉类、牛奶、蛋、肝、蔬菜、水果等。

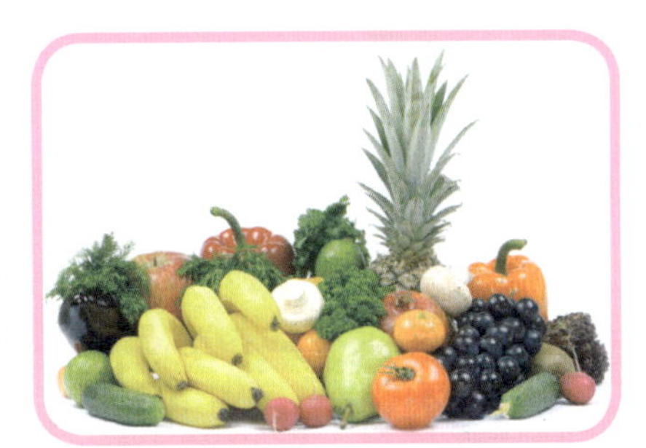

黑棉子油是一种粗制棉油，含有大量棉酚，为国家规定允许数值的10～90倍不等。如果女性孕前长期食用棉子油，其子宫内膜及内膜腺体就会逐渐萎缩，子宫变小，子宫内膜血液循环逐年下降，不利于孕卵着床而造成不孕。即使孕卵已经着床，也会造成营养物质缺乏，使已植入子宫内膜的胚胎或胎儿不能继续生长发育，出现死胎现象。因此，女性在怀孕前应忌食棉子油。

怀孕生子并不是女方一个人的事情，需要夫妻双方的共同努力。所以在妻子补充营养为将来的妊娠做准备的同时，丈夫也不能忘了改善自己的饮食。

男性如果维生素A缺乏，其精子的生成和精子活动能力都会受到影响，甚至产生畸形精子，影响生育，所以妻子准备怀孕的丈夫要补充维生素A。富含维生素A的食物有动物肝、肾、乳汁、蛋黄等。植物食品中富含胡萝卜素（胡萝卜素在人体内可转化成维生素

A）的有胡萝卜、辣椒、杏、苜蓿、南瓜、菠菜、韭菜、芹菜叶、雪里红、苋菜、荠菜等。

锌在人体中含量约为1.5克，男性主要集中分布于睾丸、附睾和前列腺等组织中，精液中含量尤为丰富，比血浆的锌含量高出50～100倍。锌缺乏可导致睾丸萎缩，精子数量少、质量差，使生殖功能降低或不育。即使丈夫的精子有射精能力，其妻流产率也高，且易引起子代的畸形。所以，要想改善精子的数量和质量，就要给缺锌的男性补充锌剂。

此外，微量元素对男性的生殖内分泌功能有重要影响，特别是影响到精液的质量。锰的不足或缺乏能引起睾丸组织结构上的变化，使生精细胞排列紊乱，精子细胞的结构发生异常。铜的不足或缺乏能减低精子穿透宫颈黏液的能力，也能导致精子浓度的明显下降。在不育男子的精液中，铜离子浓度明显偏低。硒的不足可引起睾丸发育和功能受损，附睾也会受到很大影响。缺硒的男性性欲减退，且精液质量差，影响生育质量。

造成不孕不育的原因

有些夫妻虽然已经早早做好了为人父母的准备，但是迟迟不见妻子成功受孕，这极有可能就是通常所说的不孕症。一般来说，不孕症可分为两种：凡是同居两年以上从未怀过孕，称为原发性不孕症；以前曾怀孕过但又流了产，而后2年以上不怀孕的称为继发性不孕症。

不孕的原因既有可能在男方，也有可能在于女方。如果原因在于男方，那么就被称为男性不育。一般来说，引起男性不育的原因有4种情况：（1）精液质量差。精液中没有精子，而只有一些腺体分泌物，或精液中虽有精子，但数量不多，或精子活动力不强，甚至没有生命。产生这些情况的原因一般来说主要有：先天性睾丸未发育或者发育不良；因患全身性疾病影响精子的组织营养不良，使精子不能正常生长发育；某些疾病（如结核病、梅毒、流感等）引起睾丸损害，使精子不能生成；过度肥胖或维生素A、维生素B缺乏妨碍了精子生成。（2）精子与卵子不能顺利结合。如先天性两侧输精管缺损或损伤、副睾畸形、淋菌感染、不射精或逆行射精等，均可影响精子的正常运动和通过，故不能与卵子结合。（3）先天或后天生殖器官病变。输精管阻塞、尿道下裂、隐睾等。（4）性功能障碍。如阳痿、早泄、遗精、不射精等性功能障碍，均可引起不育。

不孕不育的原因如果在女方，则被称之为女性不孕。而造成女性不孕的原因主要有：（1）阴道因素，如阴道闭锁或阴道中隔、处女膜闭锁等。（2）宫颈因素。宫颈狭窄，息肉、肿瘤、粘连等，宫颈内口松弛症也是引起习惯性晚期流产而导致不育的常见原因之一。（3）子宫因素。先天性无子宫、幼稚型子宫及无宫腔的实性子宫等发育不良畸形都会影响女子的生育能力。子宫后位、子宫内膜炎症、宫腔粘连极易造成女性不孕。而子宫肌瘤也会大大增加不孕的概率。（4）如果女性的输卵管过长或过于狭窄，或是输卵管炎症引起管腔闭塞、积水或粘连，就会影响到其体内精子、卵子或受精卵的运行，这方面的原因可占不孕女性的25%。（5）有些女性由于卵巢内滤泡发育不全、不能排卵形成黄体、卵巢早衰、多囊性卵巢、卵巢肿瘤，从而影响了卵泡发育或是卵子的排出，这也极有可能造成不孕。（6）内分泌因素。如果女性下丘脑发育成熟不全或下丘脑周期中枢成熟延迟，使下丘脑—垂体—卵巢轴三者之间调节不完善，使其出现无排卵月经、闭经或黄体功能失调，这也是不孕症的可能原因。此外，如果甲状腺功能亢进或低下、肾上腺皮质功能亢进或低下，也会影响到卵巢功能并阻碍排卵。（7）先天性因素。严重的先天性生殖系统发育不全，这类病人常伴有原发性闭经；性染色体异常，如特纳氏综合征、真假两性畸形；染色体异常造成的习惯性流产等。（8）营养障碍、代谢性疾病、慢性消耗性疾病、单纯性肥胖等这些生理上的原因都会造成不孕。此外，食用生棉子油、有毒化学试剂、放射线照射及微波等物理因素也会造成女性不孕。（9）如果女性出现自主神经系统功能失调、精神病、环境性闭经、神经性厌食及假孕等精神神经上的问题，也会造成不孕。（10）其他方面的因素，Rh因子或ABO溶血造成的习惯性流产或死胎也是不孕的原因。

除此之外，夫妻双方的某些因素也会造成不孕不育。主要原因有：（1）如果夫妻双方精神过度紧张或盼子心切、过度焦虑或所欲不得、脑力劳动过度，就会直接影响到精子和卵子的产生，从而引起不孕。（2）年龄上的原因。女性生育能力最强的时间是20～30岁，以25岁为生育旺盛之巅。25～35岁，生育能力逐年缓慢下降。35～45岁，逐年迅速下降。49岁以后，一般不能再生育。男子从16岁起有生育能力，56岁开始衰退。如果男女超过了最佳生育年龄，就会增加不育的概率。（3）精液在阴道中有可能作为一种抗原，被阴道和宫颈上皮吸收后，女方血液中产生抗体，使精子凝聚或失去活动能力，以致造成不孕。这叫免疫性不孕。（4）性生活过于频繁，掌握不好排卵的最佳时机，性交体位不恰当或是性生活不和谐，也会造成不孕。

不孕不育的解决方法

不孕不育虽然给人们特别是喜欢孩子的人带来了无穷无尽的困扰，但是这并非没有解决的办法。我们可以采取以下这几种策略来解决这个问题。

第一，调理好自己的肾脏。因为肾主生殖，所以不孕症与肾的关系非常密切。很多不孕不育患者，都有不同程度的肾虚，导致先天肾气不足，阳虚不能温煦子宫，子宫虚冷，从而出现不能受精成孕的结果；或是因为精血不足，不能成孕；或是阴虚火旺，血海蕴热而不能成孕，等等。所以，要想成功地怀孕，首先得对症下药，用科学、合理的医疗方法调理好自己的肾脏，使之变得健康起来。这样，才有可能成功怀孕。

第二，从女性方面入手。首先，如果夫妻二人准备怀孕，那么妻子就一定不能节食减肥，而应该注意自己的营养，使自己的体重维持在适当的水平。否则，如果女性的体重过轻，就极有可能引起不孕。其次，许多不孕女性都有或重或轻的月经不调、经期不准、经量不足、经闭等或明显或微妙的月经不正常现象，这些都会对怀孕造成障碍和苦难。所以，不孕女性应该密切观察自己的月经情况，及时找有经验的中医诊治。再次，女性的宫颈黏液如同一张有许多微孔的网，这些微孔通常在月经周期的某些阶段是张开的，以便允许精子通过。但是有些女性的这些微孔始终处于封闭状态，使精子不能成功进入子宫。针对这种情况，在同房前妻子可以用小苏打溶液灌洗自己的阴道。具体方法是：取1%小苏打液500毫升于盆中，坐浴或灌入阴道，洗后不再用清水冲洗。

第三，减少颠簸。过度颠簸会影响激素的产生，使女性的月经周期和排卵规律发生变化，从而影响到受孕。因此，如果打算怀孕，女性就要减少剧烈运动了。此外，如果男性的睾丸遭受到不断的振荡，也会影响到其生精功能，所以这个时候男性也要减少骑自行车等运动。

第四，心理调适法。女性的排卵会受到精神因素的影响，如果心情郁闷，精神紧张，极有可能导致内分泌紊乱，抑制排卵。所以，怀孕困难的女性千万不能忧虑重重，而应该努力调整好自己的心情，保持乐观、平和的精神状态，这是怀孕的基本条件。

第五，用短期分居的方法。在现实生活中，我们常常可以看到这样一种现象，有些夫妻为了尽快地怀上孩子，便盲目地增加性生活的密度。其实，这种方法是极为不可取的，因为如果男子性生活过于频繁，就会减少精子的排量、数目，降低精子的活动能力；如果女子性生活过于频繁，不但会使体内的内分泌功能发生失调，而且还会影响到卵泡的发育，这些都是不利于怀孕的。因此，性生活过频的夫妇，倘能短期分居（1～3个月为宜），清心寡欲，有规律地生活，并注重锻炼和补充营养，那么，当再度同房时，女方就大有受孕的可能。

第六，对于免疫性不孕，可以采取以下方法：（1）经常保持阴道洁净，避免发生生殖道损伤、感染，控制炎症，严禁经期内性生活。（2）暂用避孕套半年，隔离精液刺激，力求使原来的“抗精子抗体”逐渐消失。（3）用泼尼松5毫克，每日3次口服，持续3～12个月为1个疗程，可起到免疫抑制剂作用。但患有结核、肾炎、高血压、胃及十二指肠溃疡的病人禁用。（4）中医辨证施治，中药皂角、三棱、莪术具有活血祛淤、破气利水，抑制其免疫反应功能。在以上治疗仍无效时，可请医院妇产科专家帮助将其丈夫的精液直接注入妻子的子宫腔内，可望早生贵子。

第七，及时治疗腮腺炎也可以起到预防男性不育症的效果。因为如果腮腺炎得不到及时治疗，就有可能并发睾丸炎。而如果睾丸炎得不到及时治愈，就有可能因为生产精子障碍而影响生育。

第八，做好婚前检查。选择配偶单从外表和第二性征还不能完全确定有无生殖器官先天或后天的缺损，还必须进行婚前检查。双方进行全面系统的体格检查，除发现生殖器官有无病变外，还可以发现有无全身性疾病。若身体健康状况欠佳，有慢性疾病、营养状况不良及生殖器官疾患，可影响生育。

第九，用人工的方法怀孕。如果用了各种方法还不能成功怀孕，那就要考虑用人工和科技的方法怀孕了。这种方法可以包括以下几种：

（1）配偶间的人工授精。有些夫妇由于有严重的性功能紊乱或生殖道畸形，如男方因阳痿、早泄、尿道下裂等不能使精液射入阴道；女方由于阴道畸形狭窄不能性交，或者由于子宫颈黏液中有对精子有害的因素，从而不能性交或不能将精液射到女性阴道，这些情况可以选择配偶间的人工授精的方法。此外，夫妻间人工授精还可以应用于男方精液质量不佳、少精症或精子活力低下者。

（2）如果丈夫有绝对的不育症，或是有严重的遗传性疾病，可以采取非配偶间人工授精的方法来怀孕。但是这种方法问题比较复杂，不能完全从临床的角度来考虑。因为这种方法极易造成夫妻隔阂，所以选择这种方法受孕的夫妻，应当在思想上先进行沟通，在取得一致意见后，才可以共同向医院提出申请，这样可以避免产生家庭悲剧。而且，也不能过问供精者的姓名和职业，不能让供精者知道自己的姓名和职业，以免引起法律纠纷。

（3）试管婴儿。试管婴儿是精子和卵子在试管内受精形成胚胎，再将胚胎转移到母亲的子宫内着床发育成的胎儿，所以试管婴儿的全称是“体外授精和胚胎移植”。“试管婴儿”的适应证包括：①双侧输卵管阻塞；②体内自身抗精子抗体引起的不育；③子宫内膜异位症引起的不孕；④少精症，体外授精只有10万左右的精子。

（4）配子输卵管内移植。所谓配子输卵管内移植就是将成熟的卵子和活跃的精子通过腹腔镜或腹部小切口放进输卵管内，使精子和卵子在人体内正常输卵管的位置受精。受精卵通过输卵管壁的纤毛运动移行到子宫着床进一步发育。这种技术和试管婴儿技术不同，它没有复杂的体外受精和胚胎移植过程，难度较小，所以它为不育患者提供了一条治疗的新路。

避开不宜怀孕的时机

在现实生活中，有不少夫妇如有生育的计划，就会抓紧时间马上行动，根本不考虑当时的具体情况适合不适合。其实，这种做法很不利于优生优育，如果怀孕时机不当，生出来的孩子就很容易出现先天性健康问题，或是环境不利于孩子后天的成长，抑或是威胁到女性的安全健康。所以，想要孩子的夫妻最好应该避开几个不适合怀孕的时间。

首先，青年人新婚后不宜立即怀孕。这是因为婚后的生活不再像恋爱期间那样丰富多彩，充满诗情画意，生活中的琐事也随之多了起来。这正是夫妻双方互相增进了解、培养感情的时机，如果这个时候怀孕，就会使生活变得更加平淡无味，增加生活中令人烦躁的琐碎之事，从而影响到夫妻的感情。

刚结婚的年轻人经济基础一般都比较薄弱，如果这个时候要小孩，年轻的夫妇就要承担沉重的家庭负担，这样不仅对夫妻二人的事业无益，还会影响到孩子的健康成长。因此，建议新婚的年轻夫妇最好不要立即怀孕，而是利用这段时间努力发展事业，通过夫妻双方努力提高家庭物质基础，这样对稳定家庭和将来出生的孩子的健康成长都会起到良好的作用。

另外，一些刚结婚的年轻夫妇一般还不是很成熟，自我管理都比较差，更别说照顾自己的孩子了。因此这些夫妻可以先等自己成熟起来，再要小孩。

第二，在蜜月旅行期间最好不要怀孕。这是因为：旅途中生活没有规律，食宿无法保证，很容易导致身体疲倦；新婚后正是夫妻双方感情最浓的时候，这个时候夫妻的性生活一般都比较频繁，再加上由于客观条件限制不易保持性器官的清洁卫生，所以新娘就很容易患上尿道炎、膀胱炎、肾炎甚至女性生殖器官的感染等；如果新郎（或新娘）在旅途中大量吸烟、饮酒，与此同时女方受孕，则香烟中的尼古丁及酒中的乙醇等有害物质，可直接或间接地使发育中的精子和卵子受到不同程度的损害。这一系列不良的因素都会对刚发育的胚胎刺激损害，致使胎儿畸形，或是造成流产、早产及死胎。因此，新婚夫妇在蜜月旅行期间应该采取有效的避孕措施。如果旅途中发现新娘怀孕，应及时返回家中，以免出现不良后果。

第三，春节期间不可怀孕。在新春佳节之际，夫妻双方都要忙着与亲朋欢聚或是庆祝节日，忙碌的生活会使夫妻双方睡眠少，疲乏劳累，而且喝酒也是少不了的。这个时候精子的质量必然会比较差，而精子的质量则会影响到受精卵的发育，从而影响到胎儿的健康成长。如果这个时候夫妻同房，女方受孕，就极有可能出现胎儿畸形或智力低下等现象，甚至使孩子还未出生就患上“胎儿酒精中毒综合征（FAS）”。患上这种病的孩子一般都是身材短小，体重不够标准，头围小、眼裂短、鼻梁低而短，内眼角有皱褶，鼻唇沟不明显，上唇狭窄、下巴偏小，上眼皮下垂、斜视，还多患先天性心脏病，并且反应迟缓，胆小怕事，呈白痴状态。

第四，在身体疲劳的时候不能怀孕。不断发展的社会和高度的文明虽然给人类带来了美好的现代生活，但是与此同时产生的疲劳

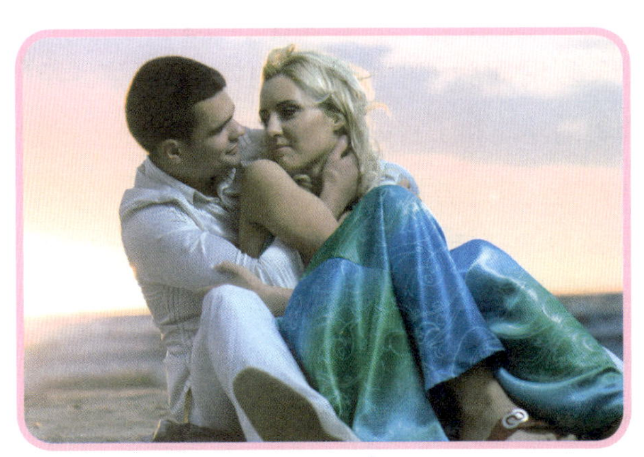

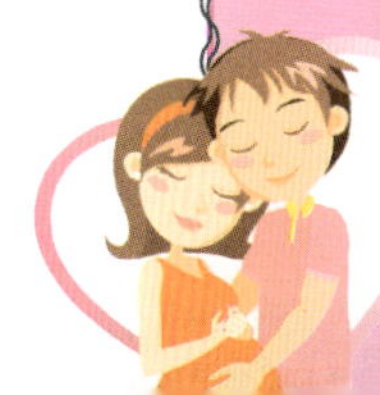

生活却降低了人类的精子的质量。北欧男性科研会通过研究指出："现代生活方式大大恶化了男子的生殖能力，与20世纪60年代时相比，男子精子的质量已大大降低。"瑞典卡洛林医院斯梯凡·尔维教授也指出："男子的睾丸对外界刺激非常敏感，对劳累的反应尤其强烈。"他们的动物实验证明，劳累完全可能破坏精子的功能。他们系统地比较了20世纪60年代、70年代与80年代的精子功能，得出的结论是"精子质量随现代生活方式之日趋疲劳而在日趋恶化"。

连续地夜班、频繁地参加舞会、沉迷于夜生活、剧烈的体育运动等都会引起身体疲劳。所以要想生出一个健康的宝宝，那就要对自己以上这些生活方式加以节制了。假若你正值结婚喜日，应酬完所有宾客，又被闹罢了洞房，直到深夜才得安寝，或假若你们旅行结婚第一天奔波到很远处方下榻安歇，又假若你们夫妻参加新婚舞会后又去夜总会周旋了很久，那么，当日当夜，你的精子质量一定很低，此时性交并妊娠，对优生后代必有严重影响。

第五，刚停用避孕药不宜怀孕。避孕药是激素类药物，在服用期间对卵巢的分泌功能有一定的抑制作用。在刚停药的几次行经中，由于卵巢分泌性激素的水平尚未恢复到正常，会使子宫内膜有些变薄，子宫内膜是妊娠后胚胎发育的温床，子宫内膜条件不好，容易导致孕卵着床不牢而流产。所以计划怀孕的女性在停服避孕药后，应该改用其他方法避孕一段时间后（半年左右为佳）再怀孕。经过6个月的适应和调整，卵巢的功能和子宫内膜的周期变化都恢复正常，这时再怀孕就可以顺利着床，并生育出身体健康的小宝宝了。

第六，取掉避孕环后不可立即怀孕。有些妇女将避孕环放入子宫内，以干扰受精卵着床，从而达到避孕目的。但是，无论放环时间长短，作为异物的避孕环都会或多或少地对子宫内膜等组织产生一定的损害和影响，这对于胚胎或胎儿的生长发育不利，会给新生儿造成缺陷等后果。所以，以避孕环避孕的妇女在计划怀孕前，应当取出避孕环，给子宫内膜一个恢复时间，再进行受孕。一般来说，去掉避孕环之后经过2～3次正常的月经就可以怀孕了。

第七，早产或流产后的妇女不能立即怀孕。早产、流产的妇女由于种种原因会造成机体一些器官的平衡被打破，出现功能紊乱，子宫等器官一时不能恢复正常，尤其是经过人工刮宫的妇女更是如此。如果早产或流产后就怀孕，由于子宫等的功能不健全，对胎儿十分不利，也不便于妇女身体特别是子宫的恢复。所以早产、流产的妇女最好在半年后再怀孕，这样可以使子宫等器官组织得到充分的休息，恢复应有的功能，为下一次妊娠提供良好的条件。

第八，剖宫产的妇女不能马上受孕。剖宫产术可分为子宫体部剖宫产和子宫下段部剖宫产。子宫体部剖宫产由于体部肌层比较厚，缝合时不易对合，致使体部切口愈合较差，再加上体部瘢痕位于生产时主动收缩的部分，所以如果下次生产时时间离上次比较近，就会容易使上次剖宫产所留下的伤口发生破裂。下段剖宫产虽然缝合时对位好，愈合度也好，但是要想恢复也要相当一段时间。所以接受过剖宫产的妇女，如果想要再次生育，最好在两年之后再怀孕，给子宫一个充分的愈合时期。

不宜怀孕的疾病

在当今社会，虽然“丁克族”越来越流行，但是绝大多数夫妻还是想要有自己的孩子。不过，需要面对的是，有些夫妇特别是妇女并不适合生育，因为她们身患不宜生育的疾病。在这种情况下怀孕生子，不但会影响到胎儿的正常发育，而且还会威胁到母体的安全甚至生命。一般来说，不宜生育的疾病包括以下几种：

患有高血压的妇女不可盲目怀孕。其实身患高血压的妇女还是可以怀孕的，但是应该视病情的严重程度而定，并且还要在医生的指导下进行怀孕，而不能盲目地怀孕。

没有明显血管病变的早期高血压病人，只要在孕期做到认真检查监护，母婴一般都能得到良好的结局。但是有眼底血管明显痉挛或硬化的高血压病孕妇，妊娠晚期容易并发妊娠高血压综合征，这将加重血管痉挛，影响子宫血流量，出现胎盘绒毛缺血，使胎盘功能减退，胎儿在宫内缺氧，发育停滞，导致婴儿体重小于孕龄体重，严重时可导致死胎。另外，胎盘绒毛缺血严重时，可导致绒毛坏死、出血，引起胎盘早期剥离，这是一种严重并发症，直接威胁母婴生命。所以，患这种情况高血压病的妇女不可怀孕。

有些孕妇是妊娠后才出现高血压，往往出现在24周以后，表现为头痛、头晕、眼花、恶心、胸闷。另外的重要症状是水肿，主要发生在颜面、腹壁、外阴和大腿等处。即使经过休息，水肿仍不能消失。如果出现蛋白尿，或尿中出现红、白细胞，这就是妊娠高血压综合征。此种情况会导致胎儿体重低，严重时胎儿死亡，比较危险，应请医生处理，最好终止妊娠。

患心脏病的妇女不可盲目怀孕。怀孕之后，孕妇在负担自身的营养供给的同时还要担负一个胎儿的营养供给，与此同时，全身血量、心脏负担也会大大增加，这对于一个心脏病患者来说无疑是一个巨大的负担，严重者还会导致孕妇死亡。但是如果如果心脏病情比较轻，可以在医生的指导下进行生育。

肺结核妇女患者不宜怀孕。首先肺结核是一种慢性消耗性疾病，妊娠会加重患重者的负担，会因为营养缺乏而影响胎儿的生长发育，这会对母子都产生不利的影响。其次，治肺结核的抗结核药物如链霉素、雷米封、利福平等，对胎儿都有一定的影响，长期使用可产生先天性耳聋或畸形等。还有，为检查肺结核的病情变化需定期进行X线透视或摄片，而X线可能使胎儿发生畸形。而如果孕妇患的是一种粟粒性肺结核，其结核菌可透过血液进行散播传给胎儿，引起流产或死胎。所以，肺结核的妇女不宜怀孕。不过如果肺结核治愈了，则可以怀孕。

心肺功能受损的哮喘妇女不可轻易怀孕。孕妇哮喘发作时，因呼吸困难会出现一系列缺氧症状，可引起对胎儿的供氧不足，给胎儿生长发育造成障碍。尤其是长期身患慢性哮喘的病人，心肺功能受到严重损害，不能承受妊娠负担，更不适合怀孕。不过心肺功能正常的哮喘妇女在一般情况下则可以怀孕，只要在分娩时采取适当的手术助产方法，缩短产程，减轻产妇的负担就可保证安全分娩。但在用药上应该注意，不宜长期服用碘化物化痰，否则会引起胎儿甲状腺肿大。皮质激素类药，如地塞米松、强的松，有造成胎儿畸形的可能，也应当慎用。

患糖尿病的妇女不可轻易怀孕。虽然自从用胰岛素来治疗糖尿病以来，糖尿病孕妇的死亡已极少见。但是糖尿病孕妇的胎儿死亡、巨大儿、畸胎的发生率仍然很高。而且糖尿病患者妊娠后其临床过程复杂，处理不当会危及母子生命。所以，身患糖尿病的患者不宜怀孕。不过，血压不高，心、肾功能和眼底均正常，或病变较轻的糖尿病患者，可以妊娠，但必须在产科和内科医生共同密切观察及治疗下才能妊娠。

患急性或慢性肾炎的妇女在病情得到完全控制之前不适宜怀孕。妇女正常妊娠，血循环量逐渐增加，到妊娠晚期比非孕期增加1/3以上。循环血量增加，肾血流量及肾小球滤过率都明显增加。如果孕妇在孕前已患有肾炎，那么在怀孕后就会使肾脏的负担加重，从而导致肾小球病变加重、肾功能衰竭。慢性肾炎病人，在妊娠后半期还容易并发妊娠中毒症，更会加重对肾脏的损害，影响胎盘功能，使胎儿宫内缺氧，因而胎儿很难成活。所以，患有肾炎的妇女和妊娠对母婴均不利。

但是曾经患过肾炎，经过治疗已经基本痊愈，如果情况允许，可以在监护之下进行妊娠。而如果孕妇患急性肾炎（多见于妊娠早期的年轻孕妇），尽管恢复较快，其症状一般一周左右可消失，但还是可能造成自然流产和早产。如肾脏病持续超两周以上，则应终止妊娠，因为此时胎儿受到的危害最大。

患白血病的妇女不可怀孕。首先急性白血病妊娠，胎儿死亡率可达60%；慢性白血病孕妇或许能将妊娠维持到足月分娩，但新生儿先天性愚型的发病率是正常孕妇的15～20倍。其次，由于白血病孕妇会出现乏力、食欲低下、贫血、低热、头痛等常见病征，从而对胎儿产生不利影响。此外，白血病患者通常要施行化学药物治疗，在妊娠早期，这些抗癌药对胚胎和胎儿均有危害。所以，白血病患者应严格避免怀孕，一旦怀孕，要毫不犹豫地施行人工流产。

患甲亢症的妇女不能怀孕。虽然患甲亢症妇女因为月经异常、无排卵而不易怀孕，但是甲亢妇女如若妊娠后，极易发生流产、死胎、早产现象。而且如果孕妇在妊娠期间必须服用抗甲状腺药物，就会抑制胎儿的甲状腺功能，造成胎儿先天性甲状腺功能低下症（甲低），导致出生后的呆小症。所以患甲亢病的妇女不可怀孕。

患系统性红斑狼疮的妇女不可怀孕。系统性红斑狼疮（SLE）是一种病因尚不完全清楚的自体免疫性疾病，是结缔组织中最常见的疾病。患有SLE病的孕妇，妊娠高血压综合征发生率高达25%，易引起孕妇死亡，孕妇发生自然流产率可达10%，胚胎死亡率可达12%，早产率高达22%，早产儿几乎全部死于围产期。约有1/3的孕妇可致SLE病情恶化，甚至死亡。如果是在红斑狼疮活动期怀孕，则有50%以上的孕妇病情会恶化，出现肾功能衰竭及狼疮性胸水和心包填塞等危重情况。所以身患SLE的妇女，不论病情是否已控制或缓解，都不宜怀孕；如果在怀孕期间患上SLE，必须进行人工流产和引产。

患子宫肌瘤、卵巢肿瘤的妇女忌盲目怀孕。妇科生殖系统的良性肿瘤，一般以子宫肌瘤和卵巢肿瘤（卵巢囊肿、卵巢畸胎瘤等）为多见，当这类肿瘤体积小的时候并不影响妊娠，但应在医生监护和指导下按期进行产科检查。

卵巢位于子宫体旁，随着妊娠时子宫增大，卵巢肿瘤也随之从盆腔上升到腹腔，由于活动空间的扩大，此时如果孕妇突然体位变化，易发生肿瘤扭转，即发生急腹症。当肿瘤较大时，易发生流产和早产，临产时还会影响正常分娩。而有关于子宫肌瘤对胎儿的危害，详见第二章。

虽然大多数恶性肿瘤不会由母体直接转移给胎儿，但由于恶性肿瘤是严重的消耗性疾病，孕妇患有恶性肿瘤时，是无法负担整个妊娠期对胎儿的营养供应的，甚至加重患者的病情。因此，患恶性肿瘤的妇女不要怀孕，即使已怀孕，也应终止妊娠，否则危及生命。

血型与优生优育

当妇女怀孕以后，孕妇的血液循环就会发生这样一个变化：母体的血液要通过胎盘与胎儿的血液进行物质交换，从而供给胎儿氧气和营养物质，同时排出胎儿代谢过程中所产生的二氧化碳和其他代谢产物。如果胎儿和母体的血型不合，母体就会先形成一种抗体，并随着母体的血液运行到胎盘，通过膜面侵入胎儿血液中，引起胎儿血液的红细胞和该抗体发生抗原抗体反应，从而使红细胞遭到破坏，导致胎儿严重的黄疸和贫血症。所以，女性怀孕后，夫妻双方都要到医院进行血型检查，并且就此做出对策。

每个人的血型类别在胚胎期就已确定，而且终生不变。人类有两种主要血型体系，即ABO系和Rh系。ABO系包括4种血型：A、B、AB和O型。这种血系分类的依据是红细胞膜上的抗原类型。如果红细胞膜上只有A抗原，其血型就是A型；如果红细胞膜上只有B抗原，其血型就是B型；如果既具有A抗原又有B抗原，那么血型为AB型；什么抗原都没有的，血型即为O型。Rh系包括两种类型，即Rh阳性和Rh阴性，是根据红细胞膜上有无Rh抗原来分的——有Rh抗原即为Rh阳性，无就是Rh阴性。

如果母亲的血型是Rh阴性，胎儿的血型是Rh阳性时，就会很容易发生Rh血型不合。这对于母亲的血液来说，胎儿的血液就是异物，因而会产生对抗胎儿血液的抗体。初次怀孕时，这个反应发生较晚，所以，对胎儿没有多大影响，能顺利分娩。但是，如果再次怀孕，胎儿还是Rh阳性，再加上这次从一开始母亲的血液中就有抗体，胎儿的红细胞就会逐渐被破坏。为此，胎儿极有可能因为重症贫血而胎死宫内，即使生下来也可能患重症黄疸，妨碍脑及其他各重要器官的发育，引起智力障碍。这些病的总称叫做新生儿溶血性疾患。因此，Rh阴性的女性，对第二胎及其以后的怀孕、分娩，要特别提起注意。

此外，在分娩以外，早孕时的自然流产和人工流产，或由于疏忽而输入Rh阳性血液，母体都可能产生抗体。为了避免这种不幸的发生，女性最好早些知道自己是Rh阳性还是Rh阴性为好。夫妻有Rh型不合可能者，应在怀孕早期、中期、晚期，检查母体血液的抗体值。抗体值高时，或准备换血，或根据情况让胎儿尽早分娩，防止胎儿血液再被破坏。换血需通过新生儿的脐带，用新鲜血液替换新生儿的血液，这需要时间，对新生儿也是个负担，但可以救命。

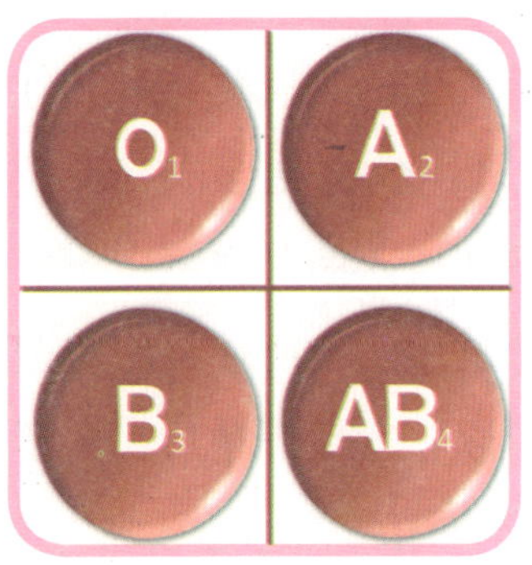

对第二次怀孕引起的Rh血型不合也有预防的方法，那就是第一次分娩以后做血液检查。如已有抗体产生，可注射一种叫做抗D球蛋白的药。如果在分娩后72小时内注入母体的话，就不会产生抗体。这样，第二次怀孕可保平安无事地生一个健康的婴儿。

如果孩子母亲的血型是O型，父亲的血型为A型、B型或AB型，当胎儿是A或B型血，则会形成ABO血型不合，临床上又称ABO溶血。但是，与Rh血型不合比起来，新生儿得重症黄疸的很少，不必过分担心。即使生了血型不合的胎儿，在母体内也不会产生威胁胎儿的抗体。

不过，我们也不要过分担心这种情况。即使生了有黄疸的新生儿，黄疸的程度一般也在生理变动范围之内，不算什么病，任其自然，不用治疗就能好转。但是，以前生的婴儿有因重症黄疸而死亡的，则应认真检查，向医生请教。

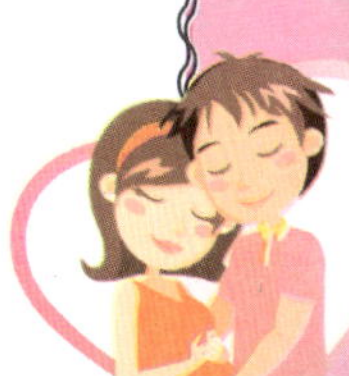

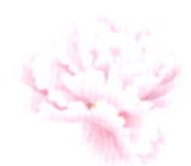

第二章　做一个健康的准妈妈

怀孕与早孕反应

对于那些希望拥有自己的孩子的夫妻来说，没有任何比发现妻子怀孕更令人高兴的事情了。那么，妇女该如何知道自己是否怀孕呢？

如果已婚的育龄妇女平时月经一向规律，一旦停经，应首先考虑妊娠。如果停经已达8周，则妊娠的可能性更大。但停经不一定就是妊娠，需与哺乳、环境变化、疾病及服用避孕药等引起的闭经相区别。在停经6周以后，如果出现头晕、嗜睡、食欲不振、恶心、轻度呕吐及乏力等现象，也应该考虑自己是否妊娠。平时体质比较虚弱的妇女，如果停经2个月以上，也可以考虑是否妊娠。其实，最好的办法还是应该去医院做尿妊娠试验，来确定自己是否怀孕。

怀孕以后，许多妇女都会在怀孕后1～3个月内常出现恶心、呕吐，特别是在清晨或晚上易出现轻微的呕吐，也有的呕吐很严重，这就是“妊娠反应”。有不少人认为，孕妇不吃东西或少吃东西就可以防止恶心、呕吐，还有的孕妇因怕呕吐就不想进食。实际上这不但不能减轻呕吐，而且还会使孕妇缺乏营养供给，对母婴都不利。

孕妇恶心、呕吐现象的产生，主要是由于增多的雌激素对胃肠内平滑肌的刺激作用所致。轻微的恶心、呕吐可以不必进行治疗，更不要禁食或少吃，相反，如果多吃一些食物，还会感觉好一些。最好每日进餐6次，少吃多餐，准备一些饼干，随时吃一点，清晨喝杯牛奶更好。吃完饭后，卧床休息20～30分钟，恶心时再吃几块饼干，恶心就会好一些。此外，还要注意调节饮食，不要吃难以消化的食物，多吃些淀粉类食物如面包、饼干、土豆、米饭等。不要吃油腻的食物和油炸的食物，可吃一些水果，喝牛奶以及少量含碳酸气的饮料。

妊娠反应是一种正常的生理现象，孕妇不宜擅自利用药物抑制孕吐。产生孕吐状况的时候，就是最易形成流产的时刻，也是胎儿器官形成的重要时期，在此期间的胎儿若是受到X线的照射、某种药物的刺激，或是受到病原体的感染，都有可能产生畸形。

抑制孕吐的镇吐剂或镇静剂中，尤以抗组胺最具药效，因此经常来治疗孕吐，但是服用此种药剂有可能使胎儿畸形。

孕妇如果服用镇吐剂、安眠药等，都会严重地危害胎儿发育，这就是不宜凭借药物来抑制孕吐的原因。

所以在此期间，孕妇千万不可用药物来抑制孕吐，应该保持身心平衡，多吃一些有利于缓解呕吐的食物。这些食物可以根据孕妇的喜好选择食品，只要营养丰富、易于消化、清淡可口都可行。饮食分配可采用少食多餐的办法。

在膳食中，可选用富含维生素B_6丰富的食物，如牛肉、胡萝卜、糙大米等，因为维生素B_6有一定的止吐作用。选用一些含水分多的食物，如水果、西瓜、新鲜蔬菜等，这些食物还可补充丰富的维生素C和矿物质。做菜的时候，在孕妇的饮食中可以适当地加一些生姜，来预防呕吐。孕妇在呕吐或恶心的时候，可用姜汁做汤以止呕。孕妇平时最好在身边带一只柠檬，恶心时闻一闻柠檬气味或喝一些柠檬汁，也可起到一定的止呕作用。另外，饮食为流质和半流质有利于控制呕吐发作，如萝卜汤、果汁、乳汁、冰糖、荷叶粳米粥等，孕妇有妊娠反应时可随时饮服。发生呕吐之后可进食一些蛋羹、莲子红枣汤、鱼汤、稀粥等。由于严重的呕吐、恶心常发生在早晨起床或傍晚，所以孕妇饮食太饱或太饿都不好。孕妇想吃什么就吃些什么，应事先准备好一些喜吃的食物，如饼干、点心、蛋糕、面包等，放在床边随时食用，恶心、呕吐可得到缓解。但是，过甜的食品和油腻食品会影响消化能力，应适当地加以限制，刺激性食品应避免。

但是如果一日孕吐数次，身体显得相当虚弱，就应住院进行治疗，每天可接受多量的葡萄糖、盐水、氨基酸液等点滴注射，以迅速减轻症状，保持良好宁静的心态，一般1～2周即可出院。

孕期的饮食与营养

如果说母亲是土地，那么营养就是土地中的肥料。只有肥料充足适宜的土地，才能孕育出壮实的秧苗。如果处在孕期的母亲营养不良，不但会造成孕妇的营养不良，而且还会使腹中胎儿的发育受到限制。但是如果孕期母亲的营养过剩或饮食不当，就会增加母亲的身体负担，或者使胎儿生长过大，增加分娩的困难。所以，孕期母亲的饮食安排一定要合理得当，既不能出现营养不足的情况，也不能出现营养过剩的情况，还不能出现营养不均衡的情况。那么，应该如何安排孕妇妊娠时期的饮食呢？

首先，要注意蛋白质、脂肪、糖类三大营养素的均衡。一般来说，这三大营养素的比例应该是：蛋白质10%～14%，脂肪20%～30%，糖类58%～68%。孕期的妇女因为子宫扩大而压迫到肠道，比一般人更容易便秘，所以还应当注意多摄取能够促进肠道正常蠕动的纤维质。此外，还应当注意亚麻油酸和次亚麻油酸的摄取，因为它们是胎儿脑部发育所需的脂肪酸，且两者之间的比例最好在（4～10）：1，以帮助婴儿脑部和视网膜的发育。还有，孕妇在孕晚期需要大量的钙质通过胎盘供给胎儿，所以孕期妇女的钙质补充也是不容忽视的。

其次，孕妇最重要的就是要均衡摄取六大类食物，包括奶类、鱼肉蛋豆类、五谷根茎类、蔬菜类、水果类以及油脂类。如果因为工作忙碌或有早孕反应现象，而无法从日常饮食获取这六大类食物，那么孕妇就要调整自己的饮食习惯了，尽量从各类食物中摄取所需的营养。

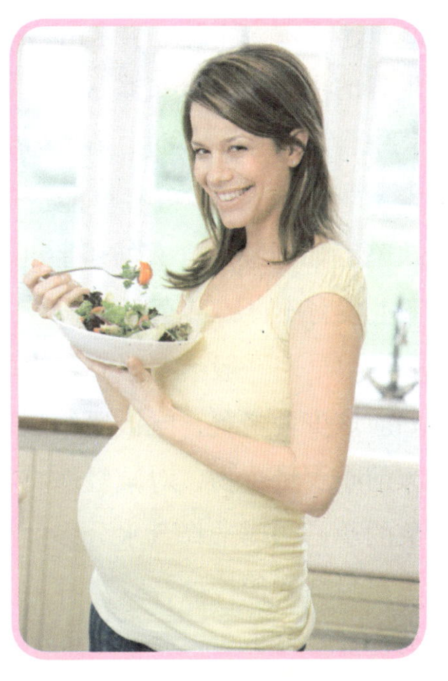

再次，孕妇的饮食口味不能太咸。孕期妇女如果吃得太咸，就会导致怀孕期引发高血压，发生死胎、胎儿发育不全、胎儿肺部发育不全，尤其是有糖尿病、高血脂、高血压、肾脏病的孕妇，更须严格控制其用量。

最后，要注意孕期各个时期的饮食特点。一般来说，整个怀孕时期包括三个时期：孕早期（1～3月），孕中期（4～7月），孕晚期（8～10月）。在孕早期，由于胚胎各个器官的形成、发育离不开包括蛋白质、脂肪、糖类、矿物质、维生素以及水在内的各种营养素，所以这个时期孕妇的饮食应该满足胚胎对各种营养素的需求。肉类、奶类、蛋类和鱼类都属于优质的蛋白质食物，应当在孕妇的饮食中占适当的比例。芝麻油、豆油、花生油、玉米油以及动物油等是脂肪的重要来源，是孕妇烹调食物的理想用油。而蔗糖、面粉、大米、小米、玉米、甘薯、土豆、山药等都包含着大量的糖类，比较容易消化，可以起到预防早孕反应的作用。

从怀孕起，母体对矿物质和微量元素的需要量迅速增加，孕妇应适当摄取含丰富钙、磷、铁和锌的食物。奶类、豆类、海产类等含有丰富的钙和磷，特别是钙，孕妇应每天摄取高剂量的钙；肉类、动物血、海带、木耳、芝麻等含有丰富的铁；肉类、动物肝脏、蛋类、花生、核桃、杏仁、麦芽、豆类、牡蛎、鲱鱼等含有较多的锌。

还要特别注意维生素B_1、维生素B_2、维生素B_6的补充，而B族维生素的主要来源分布非常广，其中蛋黄、肉、鱼、全谷、糖类和白菜中含量较多。不过，在怀孕的初期不能服用维生素A，如果维生素A的摄取过高，就有可能造成胎儿兔唇、心脏严重缺陷等先天性缺陷。如肝脏类含有妨碍胎儿发育的维生素A，食用过量可能造成胎儿发育不良，甚至死胎。

孕早期一般会有恶心、呕吐等妊娠反应，所以在这个时期的孕妇应该少食多餐，吃饭要细嚼慢咽，饭后不可立即躺下来，早晨起床前吃少量食物，对减轻恶心有帮助。而对于严重呕吐、有脱水现象的孕妇，要选择含水分多的食品，如各种水果、西瓜、新鲜蔬菜等。另外，像柠檬汁、醋拌凉菜、酸奶等酸味食品，也能引起孕妇的食欲，颇受孕妇喜爱。还有，冷食也是妊娠早期的理想食品。

到了妊娠中期，孕妇的基础代谢加速，糖利用增加，所以这个时候孕妇的饮食中要增加热能。在这个时期，孕妇的饮食除了面粉、大米等主食之外，肉类、鱼类、蛋类、奶类等副食品也显得尤为重要，以便摄取充足的蛋白质。植物油所含的必需脂肪酸比动物油更为丰富，动物性食品，如肉类、奶类、蛋类已含有较多的动物性脂肪，所以这个时期的孕妇不必再额外摄取动物油，只用植物油就可以了。多吃含铁、钙、锌、镁等矿物质和微量元素丰富的食物，以应付胎儿迅速发育和母体的变化所需。怀孕期间，尤其自妊娠中期开始，甲状腺功能活跃，碘的需要量越来越多，而各种海产品都含有丰富的碘，是膳食碘的最佳来源。其他矿物质和微量元素，如钙、锌、镁等，随着胎儿发育加速和母体的变化，需要量也相应增加。增加维生素的摄入量，如叶酸主要源于动物肝脏、绿色蔬菜、酵母等；而维生素B_{12}主要含在动物肝脏中，也含于奶、肉、蛋、鱼等等。

到了怀孕后期，由于胎儿生长的需要、子宫的增大、乳腺的发育和血液的增加，孕妇每天所需要的蛋白质大大增加，因此这个时候蛋白质的补充仍然不可少。矿物质方面最重要的是钙和铁的摄取，以应付胎儿骨骼的成长和血液的形成。此外，还要注意叶酸等维生素、纤维质、脂肪酸等的摄入量，以保持热量均衡，营养完整。

另外，整个妊娠过程中，孕妇消化功能下降、抵抗力减弱，最易发生便秘和腹泻。便秘时应多食用含纤维素多的蔬菜、水果、薯类食品。水果中还含有较多果糖和有机酸，易发酵，有预防便秘的作用。

孕妇日常饮食宜忌

有一些孕妇在怀孕初期反应非常厉害，胃口总是不好。面对这种情况，妊娠妇女应该尽量选择体积比较小，但是营养成分高的食物。早上起床后吃些饼干，加些乳酪或涂上花生酱，有时加个白煮鸡蛋或茶叶蛋，以增加蛋白质的摄取。上班后喝杯牛奶（鲜奶或以四平汤匙奶粉冲泡一杯240毫升的牛奶），有时可加点三合一麦片来调味。吃中餐时如仍怕菜油腻，西式速食是不错的选择，如面包、三明治、汉堡包、比萨饼等；将固体、液体食物分开吃，且少食多餐，避免油腻、油炸、气味太浓郁的食物，坚持低油高糖的饮食原则，避免本身含脂肪较高的食物（如肥肉、肉馅饺子、坚果等），或是气味较强的蔬菜（如茴香、芫荽、青椒、洋葱等），烹调方法除少油外，也应该少用勾芡、煮、烩等烹调方式，而且每餐都要搭配各类食物，以达到营养均衡。

胎儿期是一个人脑发育的最重要时期之一，而胎儿的生长又离不开母体的营养供应，所以孕妇应该多摄入一些健脑食品，为后代的一生聪明智慧打下坚实的基础。玉米、黄豆及其制品、芝麻、花

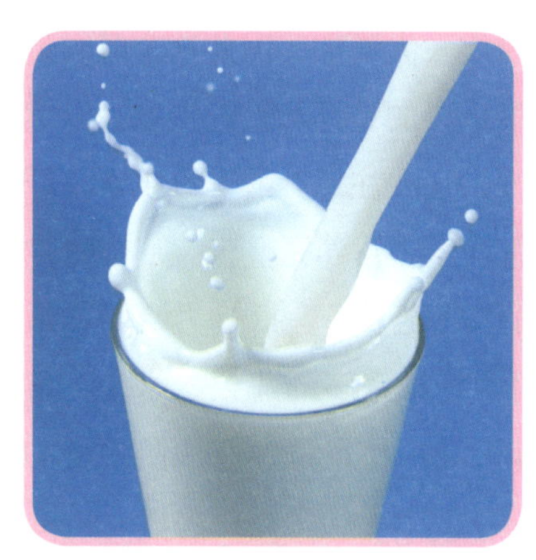

生、大枣、鱼类、鸡蛋、鸡肉、金针菜、金针菇，这些都是很好的健脑食品。

孕妇在妊娠期间，由于需要担负胎儿的血液供应，所以铁的需要量就会大幅度增加。如果孕妇不注意膳食或本身患某种疾病，就很容易发生缺铁性贫血。病情发生以后，许多孕妇喜欢加服牛奶，增加营养，希望以此来纠正贫血，避免影响胎儿的正常发育，然而结果却往往相反。这是因为无论是有机铁还是无机铁，服后都必须在消化道内转变为无机亚铁盐后，才能被机体吸收，从而使铁剂的吸收受一些包括高磷多钙食物在内的因素的影响。再加上铁在肠道内可与钙盐、磷酸盐结合成不溶解的化合物而沉淀，从而影响铁的吸收，使治疗效果大为下降。牛奶虽为高脂肪、高蛋白的营养佳品，对补充体内蛋白质的缺乏可起积极的作用，但牛奶中也含有丰富的钙盐和磷酸盐，所以，妊娠合并贫血的妇女，在用铁剂治疗期间，不宜喝牛奶。同时孕妇应吃富含铁剂的食物，如猪肝、瘦肉以及新鲜蔬菜，还要及时治疗胃肠道疾病。

有些孕妇在早孕反应期间，不愿意吃肉食品，只吃素食或者偏爱某种单一的食品，这是正常的事情。但是如果整个孕期都如此偏食，很容易造成营养缺乏从而影响胎儿的健康发育。这是因为素食中普遍缺少一种叫牛磺酸的营养成分。人类需要从外界摄取一定量的牛磺酸，以维持正常的生理机能。牛磺酸对儿童的视力有重要影响。如果缺乏牛磺酸，儿童视网膜电图检查会出现异常。而动物食品中则大多含有牛磺酸。所以，孕妇的饮食中不能少了动物食品。

此外，还不能因为只注重对精米面的食用，从而忽略了那些未经过细加工的食品及粗粮。许多人体必需的微量元素大多存在那些未经过细加工的食品和粗粮中。如果孕妇只食用精制米面，会造成营养缺乏症，或由此引起一些疾病的发生。

在孕期要格外注意饮食卫生和安全，不可食用不洁、变质及被污染的食物。这些食物极易引起胃肠炎和痢疾等肠道疾病，从而影响食物中的营养成分的吸收。而如果经常吃受到污染的食物，还极有可能诱发胎儿的畸形。

孕期的妇女应该少吃速食食品和罐头食品。处于妊娠期的妇女需要大量的蛋白质，一定量的脂肪、糖、矿物质、维生素和微量元素，以及一些必要的脂肪酸。然而方便食品既缺乏蛋白质，又缺乏脂肪酸，如果经常食用方便食品，极易造成胎儿体重不足，甚至新生儿的死亡，更容易产生各种非遗传性障碍。罐头食品虽具有营养，但有些罐头食品在制作、运输和存放过程中消毒或密封不严，会发生食品被细菌污染的情况。这样的罐头如果被孕妇食用，会危害母子的健康，甚至因食物中毒或腹泻造成流产、早产或死胎。另外，罐头食品在制作中要放入防腐剂，过多食用罐头食品，对孕妇及胎儿健康不利。新鲜的食品做成罐头后，部分营养物质被破坏，因此罐头食品不如新鲜食品。

孕期的妇女虽然要讲究补充营养，使之全面而均衡，但并不是所有的食物都能吃，有些食物就应该少吃甚至禁食。油条中的铝含量比较多，这些铝元素会通过胎盘侵入胎儿的大脑，从而造成胎儿大脑功能障碍，所以孕妇应该少吃油条。糖精会使消化功能减退，从而产生消化不良的后果，造成营养吸收功能障碍；且因其经肾脏从小便中排出，增加肾脏的负担，所以孕妇应避免食用含有糖精的食物。八角茴香、小茴香、花椒、辣椒粉、桂皮、胡椒、五香粉等热性香料具有很强的刺激性，再加上孕妇的肠道比较干燥，极易造成孕妇肠道枯燥、便秘或粪石梗阻，所以这些热性香料孕妇应尽量少用甚至不用。虽然酸性食物有缓解孕吐的功能，但是经科学研究证明，酸性食物和酸性药物是造成畸胎的元凶之一，所以在妊娠的最初半个月左右，最好不食或少食酸性的食物和药物。咸鱼含有大量的二甲基硝酸盐，进入人体内能被转化为致癌性很高的二甲基硝胺，并通过胎盘传给胎儿，是一种危害很大的食物，所以孕妇不可食用咸鱼。黄芪炖鸡虽然是气虚的人的补品良药，但是如果临产的孕妇食用就极易造成难产，所以临产的妇女最好不要食用此物。

虽然山楂对孕吐有良好的舒解作用，且可以开胃消食，但它对子宫有兴奋作用而促使子宫收缩。如果孕妇食用的山楂过多，极易造成流产，因此有过流产史或有流产先兆的孕妇，应忌食山楂。孕妇本来就很容易因阴血偏虚，阴虚产生内热，如果再食用性本温热的桂圆，极易造成孕妇大便干燥，口舌干燥而胎热，这不但不能保胎，反而会使孕妇因为体内过热而迫使血液妄行，出现阴道出血、腹痛等流产症状。所以孕期的妇女应该尽量少吃甚至不吃桂圆。水果中90%是水分，还含有葡萄糖，葡萄糖经代谢可转化为中性脂肪，促使体重增加，还易引起高脂血症，所以，孕妇每天水果食量不应超过300克。如果孕妇贫血，应少吃石榴。

此外，孕妇过多地饮用浓茶、咖啡、糯米甜酒、可乐型饮料、冷饮等饮料，也会对母体和胎儿造成极大的伤害，所以这些饮料也应少喝甚至不喝。尤其要注意的是酒精对胎儿有极大的危害作用，它会损伤胎儿的脑细胞，使脑细胞发育停止，数目减少，使脑的结构形态异常和功能障碍，导致不同程度的智力低下，甚至造成脑性瘫痪。酒精可通过胎盘进入胎儿体内，引起胎心酒精中毒综合征。这种孩子的特征，前额突起、眼裂小、斜视、鼻梁短、鼻底部深、鼻孔朝天、招风耳、低体重、中枢神经系统发育障碍。所以，如果要想生一个健康、聪明的孩子，最好不喝酒。

有些年轻的女性在怀孕之后害怕身体发胖，影响自己的体形美，或者怕胎儿太胖，生育困难，就采取控制饮食的方法，尽量少吃。其实，这种做法对母子身体健康非常有害，因为这会造成胎儿先天营养不足。如果缺乏蛋白质，就会影响胎儿神经细胞的增殖，形成智力低下；缺乏无机盐、钙、磷等元素，就会影响骨骼、牙齿的生长发育，胎儿会得软骨病、佝偻病；缺乏维生素，免疫力就要下降，影响胎儿健康生长发育，甚至可导致发育不全，出现畸形；缺乏脂肪，再加上心脏、肝脏内储藏的糖原（能量来源）明显减少，胎儿就禁不住出生的宫缩和经过产道时受压迫的考验，娩出后还容易发生低血糖和呼吸窘迫症。而且，营养不良对孕妇本身也会带来严重的危害。缺乏蛋白质，孕妇就不能适应子宫、胎盘、乳腺组织的变化，尤其是怀孕后期，会因血浆蛋白的降低而引起水肿，还可使抗体合成减少，对疾病的抵抗力降低而多病；缺钙可使孕妇骨骼软化，腰酸腿痛；缺乏维生素A，容易早产、死胎，而且身体抵抗力降低，容易发生产后感染；缺乏维生素B_1，会影响食欲和乳汁分泌，而下肢水肿也加速，易得脚气病；缺乏维生素C，可以加剧便秘、贫血等孕期症状，并容易早产、流产。

由此可见，孕妇千万不可任意节食，而应该按照科学合理的方法搭配自己的饮食。当然，也不能吃得太多，否则就会过于肥胖，而造成生产困难。

孕妇不可滥用补品

在现实生活中，不少孕妇和家属都有一种在妊娠期间多吃多补的心理。这些孕妇生怕营养不够，只要是对胎儿有帮助的东西，不论多贵，只要经济上能承受，她们都会买来吃。蛋白粉、叶酸、鱼肝油、铁、锌和钙等滋养补品统统买来，不少购买的全是进口、知名品牌，而且一天吃上好几次。

但是营养专家指出，这种做法是极其不科学的。因为如果孕妇吃得太多、太好，而运动又太少，就会造成营养摄入和消耗的不均衡，导致体重超重。怀孕妇女超重带来的后果是不可轻视的，不仅在孕期容易导致孕妇并发症，不利于胎儿成长，在分娩时也会有困难，产后难以恢复体形。超重的孕妇应及时咨询营养医生，调整饮食结构，合理调配营养。

比如鱼肝油中的维生素D可以促进人体对钙和磷的吸收，所以孕妇可以适量吃一些鱼肝油。但是如果孕妇的体内维生素D过多，极易引起胎儿动脉硬化，影响胎儿的智力发育，并导致其肾损伤和骨骼发育异常。维生素A是鱼肝油的主要成分之一，而如果孕妇服用维生素A过量，就会出现进食锐减、头痛及精神烦躁等症状。所以，孕妇千万不可滥用鱼肝油。如果孕妇能够经常到户外活动，多接触阳光，这样在紫外线的照射下，可以自身制造维生素D，不需要长期服用鱼肝油，也完全可以保证胎儿正常发育。只是在当胎儿在母体内长到5个月时，牙齿开始钙化，骨骼迅速发育，这时特别需要对钙质的补充。这个时期，孕妇可以多吃些肉类、蛋类和骨头汤等富含矿物质的食物。

妊娠期的妇女常常会采用高脂肪饮食，以此来保证营养的充足，但是此方法不宜长期采用。孕期妇女体内脂肪虽然有所增高，

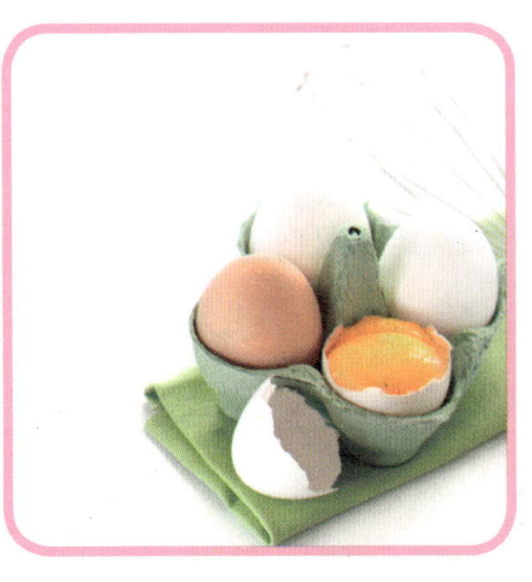

但是糖的储备却减少了，这对分解脂肪极为不利。分解不了的脂肪会因为氧化不足而产生酮体，容易引发酮血症，孕妇可出现尿中酮体、严重脱水、唇红、头昏、恶心、呕吐等症状。研究发现，如果孕妇长期采用高脂肪饮食，势必会增加患生殖系统癌瘤的危险。虽然脂肪本身不会致癌，

但长期多吃高脂肪食物，会使大肠内的胆酸和中性胆固酸浓度增加，这些物质的蓄积能诱发结肠癌。同时，高脂肪食物可促进催乳激素的合成，促使发生乳腺癌，这对母婴健康十分不利。

孕妇适当摄取糖类食物，有利于母体健康与胎儿正常发育，但孕妇也不宜长期采用高糖饮食。因为血糖偏高的孕妇生出体重过高胎儿的可能性、胎儿先天畸形的发生率、出现妊娠毒血症的概率分别是血糖偏低孕妇的3倍、7倍和2倍。另一方面，孕妇在妊娠期肾的排糖功能有不同程度的降低，如果血糖过高，则会加重孕妇的肾脏负担，不利孕期保健。此外，摄入过多的糖分会削弱人体的免疫力，使孕妇机体抗病力降低，容易受病菌、病毒感染，不利优生。

妇女怀孕以后，母体全身处于阴血偏虚、阳气相对偏盛的状态。如果孕妇这个时期服用本性属阳的人参过多，就会使气盛阴耗，阴虚则火旺。此外，服用人参过多可产生抗利尿作用，易引起水肿。孕妇滥用人参，容易加重妊娠呕吐、水肿和高血压等现象，也可促使阴道出血而导致流产。而从胎儿的角度来看，胎儿对人参的耐受性很低，孕妇服用过量人参有造成死胎的危险。所以孕妇不宜滥用人参。

另外，像鹿茸、鹿角胶、胡桃肉等属温补助阳的补品，都不适合孕妇服用。相反，妇女在怀孕期间比较适合多吃一些凉性的食物，如春季可以多吃些莲藕，夏季多吃些西瓜，秋季多吃些山药、马铃薯（土豆）、甘薯，冬季多吃些枸杞等，都是很好的凉补选择。

孕期的健康与保健

胎儿在母体里面的时候，全靠母体生长、发育，所以，母亲的健康直接影响着胎儿的健康发育。因此，孕妇在妊娠期间要格外注意自身的健康与保健。

首先要谨防感冒。虽然轻度的感冒只要治疗得当，对胎儿不会造成什么伤害，但是重度的感冒就不同了。39℃以上的发热会造成胎儿畸形或大脑神经受损，有些感冒病毒还会造成胎儿先天性心脏病、失明、耳聋、智力低下等先天性残疾和智力低下。所以，孕妇在妊娠期一定要谨防感冒。

孕妇如果发生腹泻，就要及时治疗，否则就有可能因为大便次数增多，激起子宫收缩，从而引起流产；如果是因细菌性痢疾的腹泻，细菌内的毒素还有可能波及胎儿，造成胎儿死亡。所以，孕妇一旦发生腹泻，就要尽快查明原因，进行妥善、及时的治疗。

便秘不可轻视。如果孕妇患了便秘，轻者食欲减低，使肠功能发生失调，重则诱发自身中毒，这不管对孕妇还是胎儿都极为不利。所以孕妇应该有一个良好的生活习惯，以此来预防便秘的发生。首先，养成定时排便的良好习惯，注意调理日常膳食，多吃一些含纤维素的粗粮、绿叶蔬菜和水果；其次，适当地进行一些轻量的运动，以此促进肠管运动，缩短食物通过肠道的时间，从而增加排便量；再次，每天保持充分的水分，尽量喝些开水、蔬菜汁，对软化大便和促进消化道内食物的推进有很好的效果。蜂蜜有润肠通便的作用，可调水冲服。如果采取以上方法仍发生便秘，可服用石蜡油30毫升，还可以用开塞露或甘油栓来通便，但必须注意在医生指导下进行。严禁使用泻药、蓖麻油、番泻叶等，特别是在妊娠后期，以免引起流产或早产。

妇女在妊娠期，由于胎儿增大，腹内压增高，使肛门静脉回流受阻，所以直肠上、下经脉极易出现淤血，从而形成痔疮。妊娠妇女本来就比较容易发生贫血症状，加之痔疮造成的贫血，将使贫血症状更加严重，这不仅影响孕妇自身的健康，也影响胎儿的正常发育，易造成胎儿发育迟缓、低体重，甚至引起早产或死胎。防治痔疮，除了吃高纤维食物，还要忌食辣椒、蒜、葱、姜、酒、胡椒等刺激性食物。此外，还应多吃一些如谷类、植物油、蛋黄、肝脏、蔬菜等富含维生素E的食物。养成良好的饮食习惯，勿暴饮暴食，对治疗痔疮也很有好处。此外，妊娠期，特别是妊娠后期，还应避免久坐久立，适当做些户外活动。还要注意肛门卫生，不要用不干净的纸和硬纸擦肛门，便后用温水洗肛门，养成定时排便的好习惯。

女性怀孕以后，由于内分泌发生改变和增大子宫的压迫，再加上女性尿道短且尿道口与肛门较近易受污染，所以这个时期孕妇极易发生膀胱炎。如果膀胱炎治疗不够及时，就会引起肾盂肾炎。这不但会引起孕妇高热腰痛甚至抽风等症状，而且毒素还会通过胎盘进入胎体，引发流产、早产，甚至胎儿死亡。妊娠月份越早，病情迁延越久，症状越剧烈，流产、早产、胎儿死亡率越高。因此，孕妇出现膀胱炎症状后应当及早就医、及早用药。而要想预防膀胱炎，则就要保持外阴清洁，减少性生活刺激。

妇女在妊娠期间不可长时间地行走、坐、蹲、站立，在睡觉的时候应该适当地将双肢垫高，从而有利于下肢静脉血液的回流，否则极易因为下肢静脉血液回流不畅而引起下肢水肿。此外，睡觉前用温水洗脚；睡眠时左侧卧位使右侧子宫左移，减少对大血管的压迫，改善血液循环，这也是减轻水肿有效的方法。同时还要注意饮食清淡，在补充蛋白质、钙、铁等时，要多吃蔬菜和水果，如赤豆、绿豆、荠菜、莴苣、冬瓜、甘薯、玉米须、西瓜、甘蔗、苹果、橘子、桃子等均能利尿消肿。

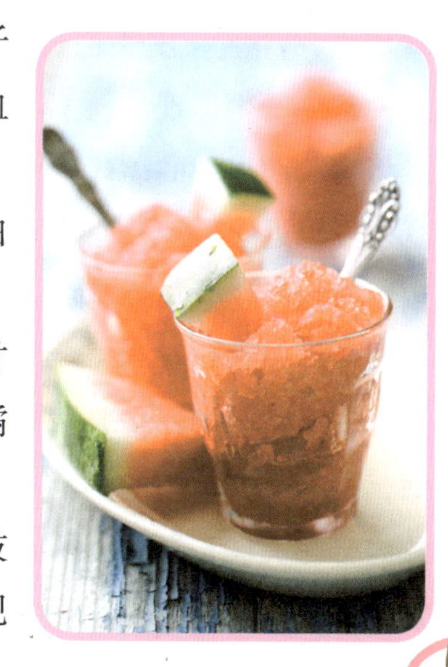

女性在怀孕期间，容易出现下肢和外阴部静脉曲张，从而使腿部出现

沉重感、热感、肿胀感、蚁走感或疼痛、痉挛等不适的感觉。为了防止和减轻静脉曲张的不适，孕妇应当减少站立、走路的时间；养成每天步行半小时的习惯，穿舒适合脚的鞋子，使足部血循环得到改善，足部肌肉得到锻炼；睡眠时可在脚下垫一个枕头或坐垫，使足部高于身体30厘米以上，而采用左侧睡姿有利下肢血液循环；减少咳嗽、便秘等增加腹压因素，蹲踞厕所时间不宜过长；不可穿太紧的袜子和靴子，也不要用力按摩腿部；如果已有静脉曲张症状，就要避免靠近暖气片、火炉火壁等热源，从而阻止血管扩张，并应禁止长时间日光浴；不要用太热或太冷的水洗澡，每日用温水洗脚，并按摩下肢，促进下肢血液循环通畅；严重的下肢静脉曲张需要卧位休息，用弹力绷带缠缚下肢，以预防曲张的静脉结节破裂出血；少吃高脂肪食物，少吃甜食和咸食，不饮酒；如果静脉曲张发展严重，产后需要考虑外科手术治疗。

有些妇女怀孕以后会出现局部或全身性的皮肤瘙痒，一般从妊娠第2个月开始，最后1个月达到高峰，产后自然消失。这是因为妇女怀孕后体内激素的变化，使皮肤变得很敏感，加上身体的新陈代谢增强，汗液和皮脂通过皮肤排出，刺激皮肤而产生瘙痒，这是一种常见的生理现象，不必担心。但是对于因为“妊娠期肝内胆汁淤积症”而出现的瘙痒，则就不能掉以轻心了，因为这会导致胎儿宫内发育迟缓、胎儿宫内窘迫，甚至死胎、死产、新生儿窒息的发生，产妇可发生产后出血，危害产妇的身体健康。

孕妇要在怀孕前3个月内注意预防流行性腮腺炎。腮腺炎虽然多发于儿童当中，但是成年人也占一定的比例。如果孕妇患上这种病，侵入孕妇体内的病毒不但会造成母体生殖腺（卵巢）感染，导致内分泌失调，还会使胎儿引起畸形甚至死亡。所以孕妇要特别注意预防流行性腮腺炎，必要时，可给孕妇注射恢复期血清或丙种球蛋白。接种后的免疫力只能维持2～3周。但只要注意预防，还是可以不被腮腺炎病毒感染的。

如果孕妇不小心患上风疹，其病毒就会影响到腹中的胎儿，从而造成严重的后果，或是导致胚胎夭折、流产，或是影响胚胎发育，产生白内障、青光眼、视网膜病变、小眼球及耳聋、先天性心脏病、中枢神经系统损害（小头畸形、脑炎、智力障碍）或骨损害、肝脾肿大、血小板减少、新生儿出生体重低下等先天性损害，孕期越早受到感染危害越大。因此，早孕妇女若确诊为风疹感染，应行人工流产术终止妊娠，切不可抱以侥幸心理等待分娩。另外要提醒的是，风疹不是风疹块（荨麻疹），应请医生确认。因为有些妇女在风疹治愈后，再次怀孕后还会染病，所以妊娠早期的孕妇预防风疹至关重要。在饮食方面，孕妇春季多吃含高蛋白质的食物，及富含维生素、无机盐的蔬菜、水果等，提高免疫功能。妊娠妇女不要经常来往于人口集中及人口流动频繁的地方，以避免与风疹患者接触。如已接触风疹患者，应于接触后5天内注射胎盘球蛋白20毫升。

如果孕期妇女感染了乙肝，不宜继续怀孕，应马上终止妊娠。在一般情况下，母亲感染了病毒性疾病，胎儿是不受影响的，因为在正常状态下，母体和胎儿之间存在着一层半透膜性质的胎盘屏障，这一屏障，避免了细菌、病毒通过。但这一作用在妊娠的不同时期有所不同，主要是在妊娠的头12周内，半透明屏障作用尚不完善，如孕妇在这一时期感染了乙型肝炎或其他疾病，病毒就可以轻易地通过胎盘屏障进入胎儿体内，从而造成早产甚至胎儿畸形。因此，妊娠的妇女应尽量避免感染乙型肝炎或其他疾病。如已感染了乙型肝炎，最好采取终止妊娠的措施，等肝炎愈后再怀孕，以利优生。

此外，孕妇还应当应对好季节的变化，特别是夏季和冬季。夏季要注意预防中暑，冬季要注意衣着和饮食起居以及锻炼，以增强自身的免疫力，抵抗各种疾病的发生。

妊娠妇女的用药安全

药物可以治疗各种疾病，但是，用药不当反会给人带来危害。特别是孕妇用药不当，会危及胎儿，使新生儿机体不全、畸形，造成终身残疾，给社会、家庭和孩子本身带来负担和痛苦。

药物对胎儿的影响可以是间接的，也可以是直接的。间接的影响如妊娠时，子宫体显著增大，盆腔淤血，常使孕妇发生便秘，若此时用强烈的泻药，可使子宫剧烈收缩而引起早产。药物对胎儿直接影响最敏感的时期是在怀孕后的2～9周，妊娠早期的药物效应以致胎儿畸形为主。在妊娠的中、晚期，药物对胎儿产生的不良影响主要是使胎儿发生功能障碍和中枢神经系统的发育障碍。

为了确保母亲、胎儿安全，孕妇孕期用药需遵循以下原则：

（1）孕妇对用药不要绝对回避，该用则用。事实上孕妇患病就意味着其免疫力已经降低，免疫功能不足以抵御致病因子的作用，如不及时用药，反而会加速疾病本身对孕妇的危害和对胎儿的不利影响。因此，孕妇用药应是既慎重，又不可绝对回避，问题的关键是请医生诊断，遵从医嘱，绝不可自己滥用药。

（2）正确选择药物：当因患病确实需要用药时，应选择疗效确切且对胎儿比较安全的药物，也就是说，权衡利弊，选择对母亲、胎儿健康有最大的好处和最小的危险这样的药物。

（3）合理用药：要做到正确选择药物，首先要了解、清楚掌握妊娠期用药的分类系统，通过临床使用经验和研究资料分析，证实哪些药物对孕妇、胎儿是安全的；哪些药物是相对安全；哪些药物对孕妇、胎儿是不安全的。已证实是安全的药物可以放心大胆使用，不安全的药物一定禁止使用。相对安全，很可能不安全的药物，一定要审慎，权衡利弊使用。做到胎儿少用的药物则少用，可用可不用药的病，则可不用药。孕妇的用药一定要在医生的指导下进行。就诊时，应向医生讲清怀孕的时间，以便医生恰当选用药物。

（4）切忌自己滥用药物或听信所谓“秘方”、“偏方”，以防止发生意外。

（5）避免应用不了解的新药。

（6）根据治疗效果，注意随时减药和停药。

（7）在遵循上述用药原则的基础上，使用时把药物应用剂量、种类、时间等减到最少。

孕妇服药最常见的原因是因感冒、头痛、发热而服阿司匹林、APC或复方扑尔敏等退热止痛药。这类含有阿司匹林的药物如果在妊娠早期服用，可能引起胎儿骨骼畸形或导致心血管、神经系统及肾脏的先天性缺陷。如果在妊娠晚期或临产前服用，可使预产期延长、分娩期出血、宫缩无力及死胎、死产率增加。服用镇静药、抗过敏药、止咳药等，均可能对胚胎或胎儿造成损害。所以，在妊娠期，特别是妊娠早期，应尽量避免用药；可用可不用的药坚决不用。确实因为病情需要用药的，应该遵照医嘱使用。

有些孕妇在生病后喜欢用中药治疗疾病，认为中药比西药安全，不良反应小，对胎儿无不良影响。其实这种认识是错误的，有一些中药仍然会给母体和胎儿带来危害，比如麝香等药物会造成孕妇滑胎。所以孕妇不可随意服用中药来治病，如果有病需服用中草药时，也要在有造诣的中医医师指导下使用。凡是具有峻下、滑利、破血、祛瘀、耗气、重镇、辛香走串、大毒、大热作用的中药，孕妇都应慎用和禁用。

还有，中成药对孕妇也不是绝对安全的，有些中成药的毒性非常大，可造成胎儿畸形，甚至造成流产和胎儿死亡。如十枣丸、舟车丸、麻十丸、润肠丸之类的治疗便秘的药物药力过猛，会很容易损伤到胎气；祛风、散寒、除湿止痛的药也会损伤到胎儿；大山楂丸、清胃中和丸、香砂养胃丸之类的消食导滞、消痞化积的药很容易导致孕妇流产；含有牛黄之类的清热解毒、泻火的药因为攻下、泻火之力较强，很容易导致孕妇流产；七厘散、小金丹、虎杖片、脑血栓片、云南粘山药、三七片等具有活血祛瘀、理血通络、止血功能的药因为祛瘀活血的功力太强，容易导致孕妇流产等。所以，孕妇应尽量避免用中成药，或者在医嘱下服用。

妻子在怀孕之后，丈夫也不能忽视自己的用药。在正常情况下，睾丸组织与流经睾丸的血液之间有一个防护层，医学上称为血—睾屏障。这一屏障能选择性地阻止血液中某些物质进入睾丸，从而起到保护睾丸的作用。但某些药物能够穿过血—睾屏障，进入睾丸，可随精液排出。而精液中的药物可因性生活被阴道黏膜吸收，进入孕妇的血循环，使受精卵或胎儿的发育受到影响。比如吗啡（麻醉剂）和环磷酰胺（免疫调节剂）能通过丈夫血—睾屏障由精液排出，被孕妇阴道黏膜吸收，使低体重儿和畸形胎的发生率增高，而且会增加围生期新生儿死亡的概率。像这样的药，对胎儿发育有影响，丈夫一定要忌用。所以妻子在怀孕后，丈夫用药一定要慎重，应选择治病效果好又不影响胎儿的药物，并遵医嘱。

有些妇女在怀孕之后，唯恐腹中的胎儿缺少了维生素，于是每天大量地服用各种维生素，其实这种方法是非常不明智的。过量服用维生素A会影响胎儿大脑和心脏的发育，诱发先天性心脏病和脑积水，脑积水过多又易导致精神反应迟钝。维生素D摄入过多，可能引起母体高钙血症，可导致特发性胎儿高钙血症，使胎儿骨骼过量骨

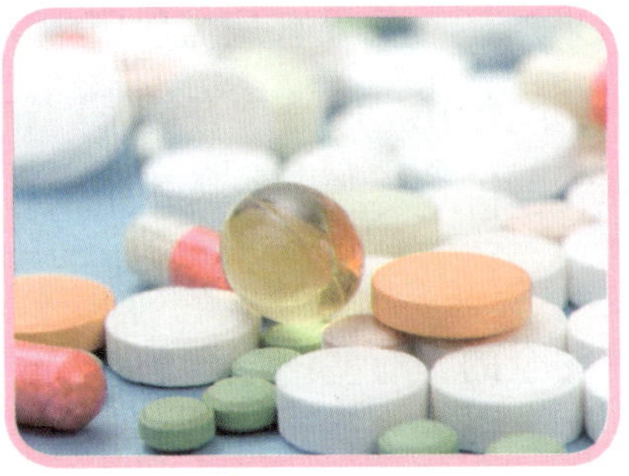

化。如果维生素B_6服用过多，胎儿就会产生“维生素B_6依赖性”，等孩子出生后，维生素B_6来源因为不像在母体内那样充分，就会出现一系列如容易兴奋、哭闹不安、容易受惊、眼球震颤、反复惊厥等一系列异常表现；如果诊断不及时，将会留下智力低下的后遗症。服用维生素B_{12}过量，可造成胎儿短肢畸形和神经感觉功能障碍的危险。如果孕妇大量地长期服用维生素C，胎儿出生后很可能发生坏血症，或可能出现自然流产和死胎。怀孕期间大量服用维生素K，可使新生儿发生生理性黄疸，还可以降低口服抗凝血药的作用。维生素E过量，可引起胃肠功能紊乱，时间一长可出现出血、腹泻、肌力下降，血脂增高等症状。不过，孕妇对维生素只是过量使用较长时间，才会出现以上反应。如果使用适当，在均衡饮食中补充足量的维生素是绝对有益的。

清凉油具有宁神止痒和轻度的消炎退肿作用，可用于防治头痛、头昏、蚊子叮咬、毒虫咬、皮肤瘙痒，以及轻度的烧伤、烫伤。中暑引起腹痛时，清凉油用温开水内服可止腹痛。伤风感冒时，用点清凉油涂在鼻腔内，可减轻鼻塞不通症状。但是，从优生角度上考虑，孕妇不宜涂用清凉油。清凉油中含有樟脑、薄荷、桉叶油等；风油精的主要成分之一是樟脑。樟脑可经皮肤吸收，对人体产生某些影响。对孕妇来说，樟脑可穿过胎盘屏障，影响胎儿正常发育，严重的可导致畸胎、死胎或流产。因此，孕妇不宜涂用清凉油、风油精，尤其是怀孕前3个月，应避免涂用清凉油、风油精，也要避免接触含樟脑成分的所有制剂。

孕期妇女还应当正确掌握打预防针的要求，否则会对母子的健康产生不利的影响。孕妇一旦被疯狗咬伤，很可能发生狂犬病，此时必须立即注射狂犬病疫苗，否则死亡率极高。当某地区白喉暴发流行时，孕妇若与白喉病人有过密切接触，为防止染上白喉，孕妇应紧急接种白喉疫苗。大多数产妇和新生儿对破伤风没有免疫力，所以为防止破伤风感染新生儿和产妇，在生产的时候应给孕妇注射破伤风疫苗。注射预防针的时间，除了必须立即注射者外，一般应在预产期前1个月注射，因为抗体产生于注射后的2～4周。而像麻疹疫苗、卡介苗、百日咳疫苗、乙脑疫苗和流脑疫苗等就是不应注射和不需注射的预防针。

孕妇的穿戴与保健

妇女一旦怀孕，随着腹中胎儿的长大，体形发生了极大的变化，如腹部越来越大，乳房也比以前变得丰满起来。而且在大多数情况下，孕妇的身体还会发胖。所以孕妇的衣着包括外衣、内衣、鞋等，都要讲究科学，讲究卫生，否则就会使孕妇行动不便，形态不美，甚至不卫生，影响健康。

第一，孕妇的体形变化很大，腹部日渐膨胀，所以无论是内衣还是外套，都必须适合变化的体形，以使孕妇行动方便，感到舒适，而且有利腹部胎儿的发育。因此，在怀孕后，妇女应当穿轻而柔软、宽大舒适的衣服，内衣、内裤不要太紧，裤带也要松紧适度，这样才有利于孕妇的身体健康，有利于胎儿的生长发育。一般说来，夏季孕妇容易出汗，宜穿肥大不贴身的衣服。冬天要穿厚实、保暖、宽松的衣服，如羽绒服或棉织的衣服，既防寒又轻便。

另外，孕妇最好不要穿三角内裤，应该选用肥大的、能将肚子、阴部全部遮住的短裤，起到为肚子和阴部保暖的作用，并使其感到舒适。此外，妇女妊娠期容易出汗，阴道分泌物增多，如果穿三角紧裤，就会使阴部长期受湿，不利卫生保健，如果换用肥大的短裤，就具有良好的透气性和吸湿性，这样有利健康，孕妇也会感到舒适。此外，在孕期，由于出汗和阴道分泌物的增多，短裤容易受湿和变脏，所以孕妇的短裤要经常换洗。

第二，孕妇不能穿化纤的内衣内裤，否则在躯体与内衣内裤接触的地方，如胸部、腋窝、后背、臀部、会阴等处，会出现小颗粒状丘疹、片状红斑、瘙痒等症状。如果为控制瘙痒和防止抓破感染，常吃些镇静药和脱敏、消炎药，但孕妇服用这些药物就会影响胎儿的发育，甚至造成胎儿畸形。尤其是内裤直接接触外阴，如果用料不当或大小不适，都会给孕妇的外阴和子宫带来麻烦。

第三，孕妇的乳房在怀孕之后会变得越来越大和丰满，所以要根据不同孕期的变化选择大小适宜的乳罩，来托住乳房，既不会把它们压偏，也不会使其完全松弛，应宽松而不紧。所以，孕妇最好选用专门为孕妇设计的胸罩，质地以纯棉布为佳，不可选用化纤材料的胸罩。因为化纤的乳罩能使乳房摩擦裂伤，还影响将来乳汁的分泌。

第四，有些孕妇认为衣服穿得宽大或裤带扎得过松，胎儿会长得太大，难于分娩，或者怕腹部增大不好看，于是就选择穿紧身的衣服，扎紧裤腰带。其实这种做法很不科学，不但会影响自身下肢血液循环，从而导致经脉曲张，加重下肢浮肿，而且还会影响胎儿的生长发育，使逐渐增大的子宫向外向下膨胀而形成“下悬腹”。下悬腹影响产后子宫复旧及腹壁的正常恢复，形成“大肚皮”，影响体形。此外，袜带也尽量不要扎得太紧，否则有同样的危害。因此，孕期妇女最好穿上背带裤，这样既能适应孕期腹部膨隆的变化，又可以避免勒紧腰部的情况，而且穿在身上可以掩盖腹部、胸部、臀部的粗笨体形，给人以宽松自然及美的感觉。

第五，孕妇不能忽视衣冠整洁卫生。有些妇女怀孕后，因为苦于妊娠反应和身体的不适等多种原因，忽视了修饰打扮，脸色常常显得苍白无华，再加上衣冠不整不洁，就显得比孕前邋遢，这很不好。作为女性，应讲究美，即便是在妊娠期也不例外，而且更应该注意修饰打扮，讲究清洁卫生，这不仅可以掩饰怀孕后体形的变化，还可以有利身体健康和精神抖擞，保持心理平衡，有助于维护孕妇的良好心境，对于孕妇及胎儿身心健康十分有利。

保持衣冠整齐，要做好服装设计，根据个人爱好，应选择那些穿在身上能够体现出胸部线条美，使鼓起的肚子显得不太突出的样式，服装的立体轮廓最好呈上小下大的A字形。此外，服装的穿脱方便也非常重要，所以孕妇最好选择上下身分开的套服比较方便和利索，孕妇短裤配上衣，披风配套服等，都很方便潇洒。颜色以能使人振奋的、明快的为好，最好不穿大红大黑的服装。

孕妇的外衣要经常清洗，保持清洁整齐，内衣更应经常换洗，最好每1～2天换洗一次，使内衣尤其是短裤、乳罩、背心，要做到干净，以免有细菌感染造成阴部炎症或乳腺发炎，给孕妇、胎儿造成不良影响。

第六，孕妇忌盲目使用腹带。在一般情况下，孕妇使用腹带不利于影响胎儿的发育生长。如一定要使用，也要讲究科学的方法。现在介绍几种孕妇如何使用腹带的注意事项，以收到好的效果。

如果孕妇的身材比较矮小或是腹肌过于松弛，随着胎儿的增大，腹部很容易会坠向前下方，形成“悬垂腹”，以致身体的重心明显前移，造成活动不便并增加劳累感。这类孕妇最好束上腹带，以支托下垂的腹部，从而使孕妇的身体变得轻松、灵便起来，使体型也变得苗条一些。

胎位不正的孕妇，经纠正后应用腹带约束，防止胎儿转动，这种情况孕妇使用腹带也是十分必要的。

孕妇使用腹带绝不是为了美观，因此松紧一定要适度，太松则起不到支托的作用，太紧则可妨碍孕妇的呼吸与消化，对胎儿活动也不利。

总之，如果孕妇腹肌较强，腹部无明显下垂，就不要使用腹带。

第七，是孕妇的穿鞋问题。孕妇穿鞋应当注意两点：一个是安全性，一个是舒适性。孕妇不能穿高跟鞋，因为妇女妊娠后，足部肌力不足，身体的重量主要靠足部的韧带来负担。由于韧带软化，不能长时期负重，尤其是妊娠后期，孕妇大腹便便，身体的重心前移，只有背部向后仰，才能保持平衡，这会使脊椎骨的弯度明显增加，胸椎往后弯，腰椎向前弯。若这时再穿高跟鞋，是很不安全的，身体重心要更加前倾，才能保持平衡，这样，很容易摔倒，同时使孕妇累上加累，造成下肢与腰背疼痛加剧。

反过来，孕妇最好也不要穿没有跟的平底鞋。平底鞋虽然安全，但由于重心落在足后跟上，直立或行走时间稍长，也容易引起足跟痛及腰痛。因此，应穿鞋跟为2～3厘米的低跟鞋和坡跟鞋最好。

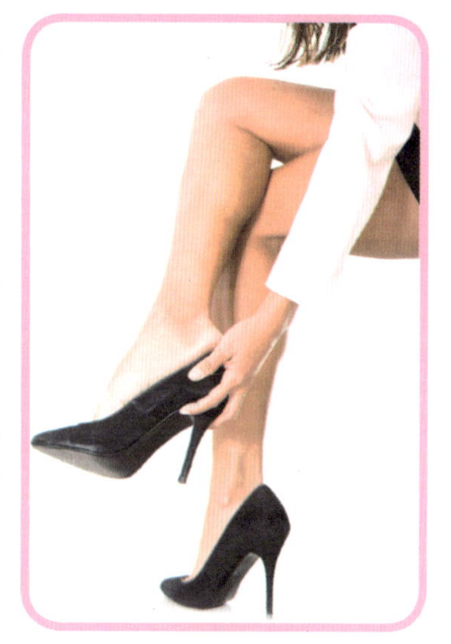

此外，由于孕妇的韧带软化及体重增加，使脚变长增宽，妊娠后期还会发生浮肿，因此未孕时穿的鞋会嫌小，应当另备号码相称的鞋。给孕妇买鞋的时候还应当注意，鞋和脚要紧密联系，不易脱落。鞋底最好有防滑纹，避免摔倒。鞋要柔软，弹性良好，这是最理想的了。

第八，孕妇最好也不要戴隐形眼镜。这是因为：孕妇的角膜组织会在妊娠期间因为轻度水肿而增加厚度，如果戴上隐形眼镜，就会加重眼角膜的缺氧，降低眼角膜的敏感度，易于发生角膜损伤；妇女在妊娠期间，泪液中黏液的成分会增多，如果戴上隐形眼镜，眼前就会常有异物感，感到眼干、磨眼而不舒服；孕妇眼角膜的弧度也会发生一些变化，约有5%的孕妇不能戴原来的隐形眼镜，应更换弧度大小合适的镜片；有些妇女在怀孕期间会出现眼压下降、视野缩小等现象，如果这个时候戴上隐形眼镜，眼睛就会出现不适感。所以，孕期妇女不宜戴隐形眼镜。

参加适当的体育锻炼

有些妇女在怀孕之后，由于害怕早产或流产，于是就大大减少了各种活动，不敢参加体育锻炼。其实这样做是没有必要的，对母婴健康并不利，甚至有害。因为如果孕妇的活动太少，会使孕妇的胃肠蠕动减少，从而引起食欲下降、消化不良、便秘等，对孕妇的健康也不利，甚至会使胎儿发育受阻。因此，妇女在怀孕时间应当做一些适量的体育锻炼，增加自己的体力，从而有利于顺利分娩。

散步是最适合孕妇的运动，孕妇可在丈夫的陪同下，每天早、晚各散步半个小时到1个小时，当走得出汗或稍较累的时候，就应当回家休息。散步在孕晚期也要注意安全，路遥平坦，防止摔跤；要离开人群远一些，以防受撞和细菌感染；夏天要防暑，不要受日光直照，可以戴上遮阳帽；冬天要穿得暖和一些，围上围巾，以防感冒，天特别冷或有雪时可不去散步；当累了的时候，要坐在附近长椅上休息；散步要穿合脚的鞋子，并有一定的坡度。

广播体操是比较适宜孕妇的锻炼运动，每日可在散步之后或工作间隙做几节适合孕妇的广播操。在怀孕前3个月的时候，不要做跳跃活动，而且每节操可少做几个节拍，以免运动量过大，造成流产。怀孕4个月之后，可做全套广播体操，但弯腰和跳跃时要少做几个节拍或者不做。到了怀孕后期，就不要再做广播体操了。

除了广播体操之外，孕妇保健体操也是很适合孕妇的一项锻炼，它既能防止由于体重增加和重心变化引起的腰腿疼痛，又能够松弛腰部和骨盆的肌肉，为将来分娩时胎儿顺利通过产道做好准备。做操的动作要轻，要柔和，运动量以不感到疲劳为宜。除此之外，孕妇还应该多活动一下腿脚，这样有利于通畅血流，松弛关节。

孕妇在孕期适当地游泳，可以加强孕妇的腹部肌肉，从而有助于分娩。但是孕妇在游泳之前必须去医院进行身体检查，得到医生允许后才能参加游泳。另外，准爸爸要一同前往，以便随时照应。游泳时动作不宜剧烈。在水中做漂浮，轻轻打水，仰泳的动作对孕妇较合适。游泳时间应在怀孕后5～7个月。孕妇若妊娠未满4个月、孕晚期，或有流产、早产、死胎病史、阴道出血、腰部疼痛、患有妊娠高血压综合征及心脏病，都不宜游泳。

孕妇在游泳的时候，最好有专职医护人员、保护措施，以及在水质好、水温在30℃的正规游泳池游泳，而且要避开人多的时间和上午10点至下午4点阳光照射最强的时候。此外，孕妇游泳的时间还不能太长，否则会因为运动量过大而给自己和胎儿带来危害。

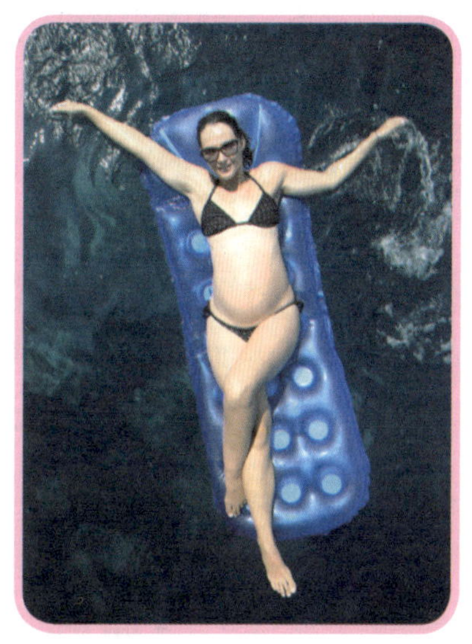

妇女怀孕以后，适当地练一些气功，非常有利于母体的健康和胎儿的成长发育。在妊娠早期练气功，可以消除孕妇的紧张情绪，从而起到安神利胎的作用。妊娠晚期练气功，可以克服临产时焦虑、紧张等情绪，使大脑功能正常发挥，同时还能避免精神过度紧张而导致的产程延长或难产，从而使分娩能顺利进行。

孕妇练气功虽有许多益处，但要注意，应该练静功，不要练动功。练气功的过程中要“意守丹田”，绝对不应加有任何意念活动，同时，应采取自然呼吸使全身放松入静。此外，孕妇练气功必须在气功师的指导下进行，以免发生气功偏差，事与愿违。

孕妇在妊娠期间，可以通过搓脚心运动达到消除疲劳、滋阴补肾、颐养五脏六腑、促进睡眠的效果。这项活动最好安排在晚上进行。搓脚心时，先用温水洗脚，擦干脚后坐在床上或沙发上，将一条腿盘在另一条腿上，脚心朝向对侧，搓右足心时用左手，反之用右手，最后转圈搓至发热。脚心搓完以后，再用拇指和食指逐个按摩脚趾甲部位的正反面，用力不要太大，力度均匀，右手捏左脚趾，左手捏右脚趾，做完后用温水洗手。

住在高楼的孕妇由于上下楼不方便，因而外出活动的机会大大减少。孕妇活动减少，可使胎儿的体重增加过多，而且导致孕妇体力减弱，使滞产、剖宫产等异常现象增加。因此，住高楼的孕妇，要注意保持一定的活动量，早晚应下楼散步活动，睡前亦可在家走动，经常参加一些适当的体力劳动，以减少异常分娩的发生。

孕妇参加适当的体育锻炼，不但可以调节神经系统的功能，增强心肺活力，促进血液循环，有助消化和睡眠，也有利于胎儿生长发育。但孕妇一定要禁忌参加过量的活动和剧烈的运动。常骑自行车的孕妇，到妊娠6个月以后，不要再骑自行车，以免上下车不便，出现意外。参加体育运动不要跑步、举重、打篮球、踢足球、打羽毛球、打乒乓球等，这些运动不但体力消耗大，而且伸背、弯腰、跳高等动作太大，容易引起流产。

保持良好的生活习惯

孕妇的生活习惯对胎儿、孕妇的关系非常大，孕妇在妊娠期间应该保持良好的生活习惯。

首先要注意居住环境的卫生。孕妇的居室内要干净整洁，勤打扫，注意开窗通风，减少室内污染，否则会对母婴健康产生不利的影响。据相关资料介绍，人的疾病约占50%是由室内空气污染有关。室内温度要适宜，最好控制在20℃～22℃。如果室内温度过高，会使孕妇感到精神不振，头昏脑胀，全身不适，甚至降低食欲；如果温度太低，更会影响人的正常工作和生活，使人不愿活动，全身发紧，还易引发感冒、咳嗽等症，对孕妇、胎儿都不利。室内要调节好空气湿度，最好以50%为宜。如果相对湿度太低，则会导致孕妇口舌干燥、喉咽疼痛、鼻子流血等。如果室内相对湿度太高，就会导致室内潮湿，衣服、被褥发潮，从而引起孕妇消化功能失调、食欲降低、肢体关节酸痛、水肿等。孕妇的室内不要放松柏类植物，否则会影响食欲；不要放置洋绣球、五彩梅、报春花、万年青等花草，否则会减退孕妇的食欲和嗅觉，甚至引发头痛、恶心和呕吐等过敏反应；也不要放置夜来香、米兰、丁香、茉莉花等香味过浓的花。孕妇的室内最好不要有酒味、烟味等刺激，否则会对胎儿造成很大的伤害，甚至出现畸形儿。如果要在室内生煤炉取暖，最好装有排风扇，以防不良气味伤害孕妇、胎儿。地毯上储藏着大量的铅、镉等有害物质和细菌，所以孕妇的居室也不宜铺地毯。

孕妇在妊娠期间要特别注意睡眠的充足，特别是上班工作或劳动的孕妇，一定要确保睡眠时间，否则就很容易出现疲劳、无精打采、食欲不振等现象，从而对胎儿产生不利影响。孕妇的正确睡眠时间应该是夜间保证8小时，中午再睡1～2小时。这样，孕妇的午睡就显得尤为重要了。因为睡午觉可以使孕妇放松，消除劳累，恢复活力。午睡时间长短可因人而异，因时而异，半个小时到一个小时，甚至再长一点均可，总之以休息好为主。平常劳累时，也可以躺下休息一会儿。

人眼的瞳孔能够随着环境的明暗变化而自行调节。如果孕妇夜晚开灯睡觉，就会对身体产生光源污染，既干扰身体生物钟的运行，又影响睡眠质量。因此，孕妇最好不要开灯睡觉。此外，孕妇在睡觉前关灯的同时，还应将窗户打开10～15分钟，让有害物质自然逸出窗外。白天在各种灯光下工作的孕妇，要注意去室外晒太阳。

孕妇在怀孕之后，由于汗腺和皮脂腺分泌旺盛，头部分泌物增多，阴道分泌物增多，所以孕妇应当比常人更加讲究卫生，勤于洗头、洗澡和更换衣服。这是因为：头部的油性物清洗后能使头发清洁、光亮、柔软；全身清洁可以促进血液循环和皮肤的排泄通畅；会阴部更应该每天坚持清洗才好，以免发生感染。需要注意的是，孕妇在洗澡的时候应采用淋浴，不能用盆浴，因为淋浴可以防止污水进入阴道，从而避免产前感染。淋浴的时候可以不用弯腰，从而使腹部免受撞击。而坐浴时，脏水就有可能进入阴道，再加上孕期的阴道防病力减弱，就很容易引起宫颈炎、附件炎，甚至发生宫内或外阴感染而引起早产。另外，孕妇也不要到公共浴池去洗澡。此外，孕妇在洗澡的时候还要注意扶好栏杆或墙壁，以免滑倒，孕后期，最好有人帮助擦澡，既安全又洗得干净。

孕妇切不可清洗阴道。妊娠后阴道上皮通透性增高，宫颈腺体分泌增多，所以白带增多，阴道上皮内糖原积聚，经阴道杆菌作用后变为乳酸，使阴道的酸度增高，不利于致病菌的生长，可防止细菌感染。有些人不知道这些原因，以为白带增多，是由于阴道炎而引起的。因此在清洗外阴的同时清洗阴道，致使阴道固有的酸性环境被破坏，增加了阴道感染的机会。阴道感染后可上行感染至宫腔，造成宫腔感染，致使胎儿宫内感染或流产。正确的方法是每日用温水清洗外阴部即可，不必清洗阴道。

孕妇要注意足部卫生，千万不可用冷水洗脚。脚是人体血管分支的最远端末梢部位。脚的脂肪层较薄，保温性能差，脚底皮肤的温度是全身温度最低的部位。如果孕妇夏天经常用冷水冲脚，会使脚进一步受冷遇寒，会通过血管传导到全身，容易引起感冒。同时，脚底的汗腺较发达，突然用冷水冲脚，会使毛孔骤然关闭阻塞，反复冷刺激会引起排汗功能迟钝。另外，脚上的感觉神经末梢受冷水刺激后，血管会剧烈地收缩，久而久之可以导致风湿病及关节炎等疾患。所以，

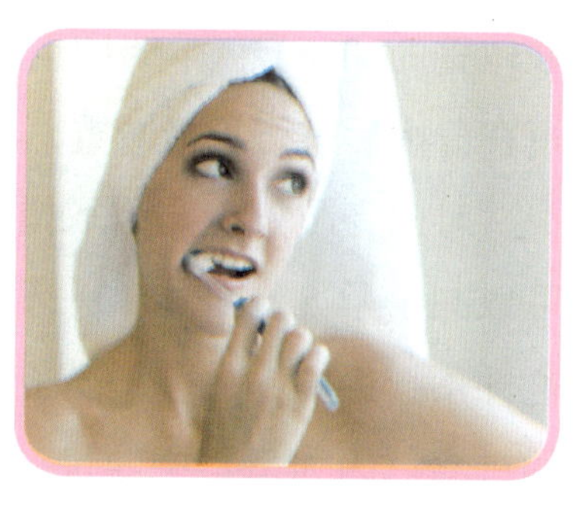

孕妇的脚如果脏了，万不可用凉水冲洗，而应该用温水冲洗。

孕妇要比一般妇女更要注意口腔卫生，这是因为妇女怀孕后，在体内大量雌激素的影响下，从妊娠8～12周起口腔就开始出现一些变化，如齿龈出血、水肿以及牙龈乳头肥大增生，稍一触及极易出血。由于这些变化，口腔对一些致病细菌以及有害物质的抵抗力下降，使孕妇很容易患牙龈炎和口腔炎。所以，孕妇要做到坚持早晚刷牙的好习惯，每次进餐后或吃水果、零食后都要漱口，及时清除口腔内的食物残渣，防止细菌在口腔内繁殖。

孕妇在妊娠期间应该慎用中性洗洁剂。洗洁剂包括肥皂、清洗家具和地板的强碱洗洁剂、洗衣用的中性洗洁剂、刷洗磁砖的酸性洗洁剂和厨房中使用（清洗蔬菜、水果）的合成洗洁剂等，因为具有清洁功能，所以被广泛地使用。其中中性洗洁剂会对人体产生危害，如急性中毒，引起皮肤炎（湿疹、角皮症），有溶血作用，阻滞酵素作用，有致癌可能，可致胎儿呈现畸形等等。所以为了避免洗洁剂引起的不良反应，孕妇在使用中性洗洁剂的时候，应该注意到以下几点：洗洁剂的使用浓度不可高于0.1%；清洗蔬菜、水果时，不可将其浸入溶液长达5分钟以上；洗完蔬菜、水果后，必须再以清水洗涤（蔬菜、水果30秒以上、食器5秒以上）；皮肤干燥或长期使用洗洁剂的主妇，最好在使用的时候配戴手套。

孕妇要控制好自己的体重。孕期的增重以10～12.3千克为宜。在此范围内增重，其婴儿出生体重可维持在2500～3400克，符合标准要求。低体重妇女（孕前体重低于同身高标准体重的15%），如孕期增重少于9千克时，其分娩低体重儿的发生率将增加50%，新生儿的死亡率也要相对增加。对于过重妇女（孕前体重超过同身高标准体重的20%），孕期增重8.1～9.1千克，此类妇女孕期不要减重，可在分娩后进行积极减重，但也要注意循序渐进。

对此，孕妇应当采取措施控制好自己的体重。适当锻炼身体，可以减少孕妇本身体重，不会影响胎儿的生长。适当地少吃晚饭，这并不会影响到胎儿的营养供给。适当减少主食，增加蔬菜和水果的进食。因为瓜菜中能量少，含有多种维生素。瓜菜中的纤维素还能缓解或消除便秘现象，这对于减少体内吸收热量很有利。那种怀孕后猛吃好东西的做法不可取。因主食热量大，容易使人发胖。

保护好婴儿的“食袋”——乳房

一对丰满挺突的乳房，不但是女性曲线体形健美所不可缺少的，更是孩子出生后能够得到充分乳汁的保障。所以，为了产妇正常哺乳和保持乳房美好的形态和颜色，以及乳房皮肤的嫩滑，孕妇在怀孕期间就必须注意乳房的护理。

妇女自妊娠开始，乳房就开始有了变化，妊娠8周起，乳房就逐渐增大，使孕妇感觉乳房发胀或刺痛，这是由于乳腺腺泡和腺管增长、脂肪沉积、结缔组织充血的结果。乳房增大、变黑、易勃起，其周围呈现出一个宽而黑的乳晕区。对于这些孕妇不必紧张，因为这是受雌激素和孕激素刺激而发生的改变，也是为产后泌乳和为婴儿哺乳作好充分准备的生理变化。但是我们对乳房的保护却不可忽视。

第一，要戴松紧适宜的乳罩。怀孕会使乳房逐渐膨胀，这时有的孕妇就戴上很紧的乳罩，想限制乳房的膨胀，防止乳房的形态变化。这种做法不但不能使乳房正常发育，也给孕妇的健康带来麻烦；如果完全不戴乳罩，乳房又会下垂，也会带来形态不美。因此，应戴那种松紧适宜的乳罩，既不束缚乳房的正常发育，以利分娩后哺乳，又能使乳房不过于下垂，保持乳房的形象美。另外，在乳罩的选用上，要注意不可购买化纤织品，而要购买纯棉布的。因为化纤织品中的纤维会通过乳孔进入乳房之内，堵塞乳腺管，影响将来的通乳，甚至发生乳汁不下，使婴儿遭受无奶之苦。

第二，要注意按摩乳头。将按摩油或膏涂在乳头和乳房上，轻轻地按摩，使乳头表皮增厚并富有弹性，使乳房皮肤光滑，帮助促进乳腺导管发育成熟。按摩之后，把按摩膏和油洗去，再涂上润肤霜于乳头。

第三，不要刺激乳头。乳头有丰富的神经分布，在怀孕期间乳头更敏感，因此，在怀孕期间不要刺激乳头，以免刺激其过大增长。同时特别是妊娠末期，刺激乳房可以诱发子宫收缩，有引产和催产作用。这是因为刺激乳房，尤其乳头，通过神经内分泌通路的传导，可以促使孕妇体内的内源性催产素物质分泌增多，作用于子宫肌产生子宫收缩。因此，凡孕期子宫敏感性偏高，或曾有过流产、早产、习惯性流产史，曾发生过胎膜早破、死胎，有过多次人工流产、引产史且合并有宫颈内口功能不全的孕妇，孕期均不宜刺激乳房和乳头。

第四，由于怀孕期脂肪的沉积、乳房的增大，容易造成产后的乳房松垂。为减少其松垂，在怀孕期可每星期做一次胸膜，就是用面膜膏涂在乳房及胸肌上，使乳房和胸肌增强收缩力。

第五，孕妇的皮脂腺分泌旺盛，乳头上常有孕积垢和痂皮，强行清除可伤及表皮，所以要经常用植物油（麻油或花生油等）涂敷，使垢皮变软后再清除，勤洗乳房也可防止积垢和痂皮。

第六，孕妇可对乳房进行护理性的活动。自妊娠6个月开始，每日应用清水擦洗乳头及其周围皮肤皱褶的地方，以增加乳头表皮和根部皮肤的韧性，避免哺乳时发生皲裂

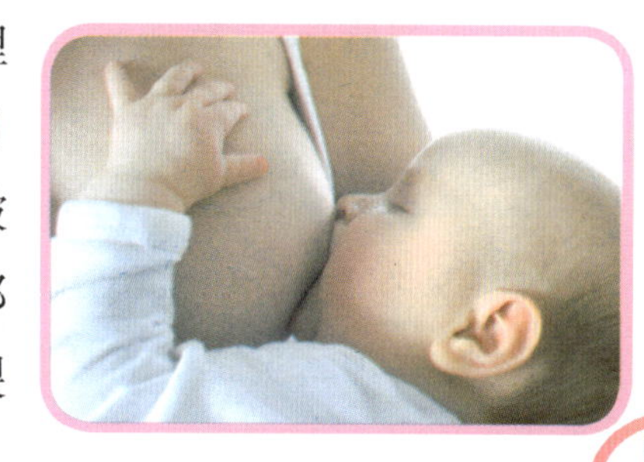

或感染。

第七，内陷的乳头会给婴儿吃奶带来不便，因此要尽早处理。办法是，先将乳头擦洗干净，然后用双手手指朝乳头根部上下或两侧，同时下压，可使乳头突出。乳头短小或扁平者则可用拇指与食指压紧乳晕两侧，用另一手自乳头根部轻轻外牵。这些都是简便易行的纠正方法，每日可进行10～20次，甚至更多，数月后就可见到成效，婴儿出生后即可顺利吸吮乳汁。

危险、致命的宫外孕

夫妻双方发生性关系之后，怀孕生子是自然而然的事情，但是妻子的怀孕生子并非像自然界的开花结果那么简单，因为稍有不慎就会发生宫外孕。宫外孕是一种极其危险的妊娠现象，一个不小心就会酿成孕妇惨死的悲剧。

但是宫外孕到底是怎么回事，又是如何产生的呢？

一般来说，受精卵应该在子宫内着床和发育，也只有这里才是孕育生命的温床，因为这里有合适的温度、水分和营养。除此之外的任何地方，例如在输卵管、卵巢、腹腔、子宫颈管妊娠，都称为异位妊娠，其中以输卵管妊娠最为多见。异位妊娠不但结不了“果子”，还往往危及妊娠者的生命，这样惨痛的例子不胜枚举。

任何妨碍孕卵正常进入子宫腔的因素，均可以造成输卵管妊娠。和交通阻塞使汽车难以通行一样，慢性输卵管炎可以使输卵管黏膜皱襞肿胀、粘连，以致输卵管狭窄，或者输卵管内膜纤毛缺损，管壁肌层蠕动减弱等，都可以妨碍孕卵的顺利通过和输送。另外，输卵管发育异常，如过细、过长、肌肉发育不良等，皆可使孕卵的正常运行受阻或输送延迟，不能按时进入子宫腔。但此时的孕卵已具备了着床的能力，也只能就近“安营扎寨”。

随着小小孕卵的逐渐长大，它威胁孕妇生命安全的能力越来越大。它易被挤入腹腔，形成完全流产或不完全流产，并可造成输卵管积血、盆腔血肿。更可怕的是，异位妊娠可将输卵管壁穿破，并伤及较大血管，使大量的血液流入腹腔，严重的可使患者发生休克。异位妊娠的月份越大，一旦出现血管破裂，出血越严重，从而危及患者的生命。

既然异位妊娠如此冷酷地对待患者的生命，那么我们就有必要了解这个“不速之客”到来时的各种先兆，以便及时捍卫陷入危难之中的生命。

一般来说，女性有1～2个月的停经史，如果时时感到下腹隐痛或有憋胀感时，就要考虑异位妊娠的可能。但遗憾的是，一般的医院、一般的医生往往缺乏这方面的诊断经验，很容易造成误诊误治。随着异位妊娠的日子日渐增多，患者会突然出现下腹一侧有撕裂样疼痛或阵发性拧痛，出现头昏眼花、恶心呕吐、出冷汗、面色苍白、脉搏快而弱、昏厥及阴道出血等症状。此时，患者已处于生命垂危的边缘，必须立即抢救。一般多采用手术治疗的方法。

让人担心的是，许多患者并没有意识到异位妊娠的严重性。而一旦出现上述凶险症状时，她们又不在医疗技术和设备齐全的专业医院里。等到一路奔波、慌慌张张地被人抬进医院时，人已经不行了。所以女性如果停经以后，如果出现下腹疼痛的症状，应当及时到专业医院诊治。尤其是那些未婚先孕的女性，当自己出现异位妊娠的先兆时，一定要实话实说，千万不能因为羞于启齿，对医生隐瞒自己曾有过性生活的事实，否则就极有可能导致医生误诊误治，甚至付出生命的代价。

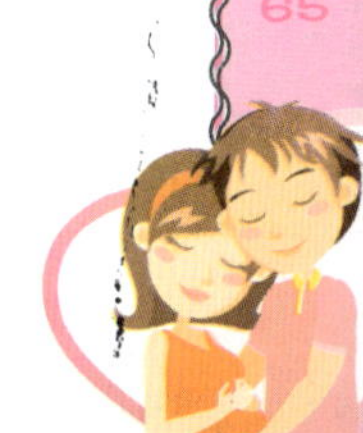

当胎儿遇上子宫肌瘤

胎儿在未出生之前，一般都是住在母亲的子宫里，安全地度过自己的胎儿时期，但有时也会遇到一种“恶邻”——子宫肌瘤。它们小如米粒，大如足月妊娠的子宫，不但给胎儿的母亲带来各种痛苦，也使胎儿饱尝折磨，甚至夭折于母腹中。

子宫肌瘤为妇女生育年龄时期常见的良性肿瘤。多发性子宫肌瘤患者常伴有不孕症，有时不孕率可达40%。子宫肌瘤多发病于24~46岁的妇女中，而最多见于26~40岁。

某些孕妇虽患有子宫肌瘤，但仍可以继续妊娠至足月，并顺利分娩。子宫肌瘤是否影响妊娠和分娩，主要取决于肌瘤的类型、大小、数目、生长部位等。当肌瘤妨碍受精卵植入及着床时，常常是引起不孕的原因。当肌瘤较小，或位于子宫后壁或位于宫颈部时，腹部检查不易被发现，有时易误诊为胎儿肢体的一部分。直至分娩时阻塞产道，影响胎儿娩出时，才被查出真正原因，往往给孕妇和胎儿带来严重的危害。

妊娠合并子宫肌瘤时，最常见的并发症是流产，其发病率可达50%~70%。阴道出血为先兆流产的主要症状之一，应当及时引起注意。导致流产的原因可能是肌瘤机械性阻碍孕卵发育，也可能是肌瘤使局部血液供应不足等。妊娠合并子宫肌瘤时，还可使孕妇出现腹痛、腰酸的症状。腹痛的原因可能是先兆流产或子宫收缩所致。但更可能的是由于子宫肌瘤随妊娠子宫增大而相应增大时，发生肌瘤急性缺血或位于子宫后壁或侧壁的肌瘤压迫后腹壁神经所致。当子宫肌瘤较大，质地较硬，位置较低，未能随妊娠子宫升出盆腔时，常压迫膀胱和直肠引起功能障碍，出现尿频、尿急、排尿困难，有时还并发大便困难。较大的子宫肌瘤合并妊娠时，肌瘤能机械地阻碍胎位转成头先露，或畸形的宫颈与子宫肌肉的张力不均衡，不利于胎儿在宫颈内的自然转动，而臀位、横位、面先露的异常胎位较正常妊娠时高。

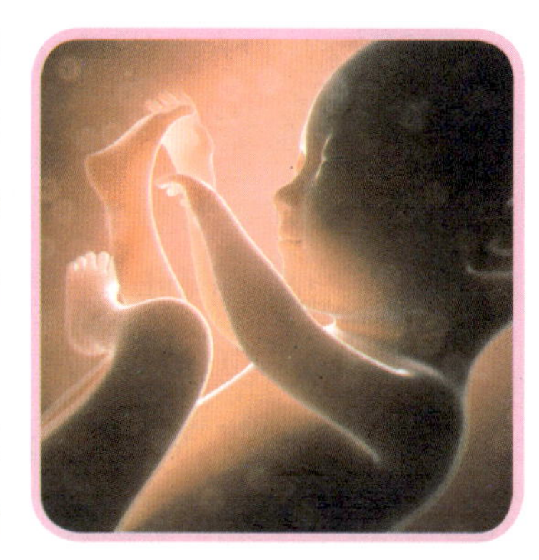

子宫肌瘤对分娩过程也可造成不利的影响。小的、单个的子宫肌瘤对子宫收缩力的影响不大，但较多的或较大的子宫肌瘤可影响子宫收缩的极性、对称性和节律性，分娩时子宫收缩乏力的发病率可达37.3%。尤其是多发性肌瘤患者，子宫收缩力异常时是难以用药物等手段纠正的，需及时用手术结束分娩。

妊娠期合并肌瘤，处理的原则是保胎，防止流产。但如果因为误诊或不明确需要剖腹探查时，医院会对此先制定周密的方案，对此患者和家属应做到配合谅解。妊娠合并子宫肌瘤者，分娩时剖宫产率较高。剖宫产主要针对多年不孕、高龄初产妇、胎位异常、产道可能阻塞、胎儿宫内窘迫、习惯性流产或早产、胎儿来之不易、肌瘤可能恶变、胎盘低置或前置胎盘、子宫收缩乏力并难以纠正、有子宫肌瘤摘除史的孕妇。其目的是保证孕妇的安全和胎儿顺利娩出，尽量减少子宫肌瘤对孕妇及胎儿的危害。

特殊孕妇的健康与保健

我们一般所说的孕妇都是在最佳生育期，发育正常，身体健康，一胎只怀一个孩子的孕妇。但是现实生活中，我们还可以见到这样一些孕妇，她们或是体重超标、体重过轻，或是多胎妊娠，抑或是高龄初产。比起正常的孕妇，这些孕妇更要注意自己妊娠期的健康与保健问题。

体重超过标准体重20%的肥胖孕妇的产科合并症一般都比较多。妊娠毒血症、分娩时宫缩无力和流血过多，孕期合并糖尿病、静脉炎、贫血、肾炎，以及巨大胎儿和围产期胎儿死亡率均比一般孕妇显著增高。因此，肥胖孕妇必须认真加强孕期自我保健。

身体过于瘦弱的孕妇不但发生贫血、低钙和营养不良的概率要比正常的孕妇要高，而且流产、早产、胎儿发育不良乃至畸形者，均多于正常孕妇。因此，瘦弱孕妇自怀孕前就应该对自己的健康状况进行一次全面、系统的检查，如瘦弱由疾病引起，必须认真治疗，治愈后方可怀孕。

身材明显矮小不足150厘米的孕妇由于骨盆比较狭小，难产的发生率比一般孕妇要高。所以这类孕妇的保健重点是预防难产。首先，孕期增加营养不要过多，以免胎儿长得相对过大，会增加难产的可能性。其次，应坚持适宜的锻炼，以增强腹肌和其他与分娩有关肌肉的力量。第三是加强产前检查，认真进行骨盆和胎儿大小的测量，判断胎儿能否顺利娩出，如需剖宫产或其他助产方法，应提前1周左右入院待产。

一般说来，妇女一次妊娠只能孕育一个胎儿，但有时也会一次性孕育两个或两个以上的胎儿，这就是多胎妊娠。多胎妊娠时，孕妇的并发症增多，胎儿的发育受影响，围生期死亡率也较高，因此，多胎妊娠的孕期保健十分重要。我们以最为常见的双胎妊娠为例来说明。

首先，双胎妊娠从10周以后开始，子宫明显就要比单胎妊娠明显，24周以后尤为明显。而到了妊娠晚期，双胎妊娠极易出现压迫症状，如呼吸困难、下肢水肿及静脉曲张等。双胎妊娠时，孕妇血容量的增加比单胎妊娠多，同时又要孕育两个胎儿，需要铁质更多，往往出现贫血。双胎妊娠时又容易并发妊娠高血压综合征和羊水过多，子痫的发生率比怀单胎的孕妇多3倍。

由于子宫过度膨大，双胎妊娠常不能维持到足月，容易发生早产。双胎妊娠孕期平均比单胎妊娠期缩短到222天，约有半数胎儿的体重在2500克以下。由于子宫过度膨大，临产后易发生子宫收缩无力，导致产程延长；且因胎儿较小，而且常伴有胎位异常，破膜后易发生脐带脱垂；第一个胎儿娩出后，第二个胎儿因活动范围加大，容易形成横位，并且由于子宫骤然缩小，可以发生胎盘早期剥离，从而威胁第二个胎儿的生命，影响产妇的健康；由于子宫收缩乏力，往往发生产后出血；两个胎儿娩出后，由于腹内压突然下降，也可发生产后休克；由于双胎妊娠并发症较多，产妇且多贫血，抵抗力较差，分娩时又常常需经阴道助产，故易伴发产褥感染。

由此可见，多胎妊娠对产妇和胎儿来说，真可谓多灾多难。但是，随着医学科学的不断发展和如何胎教已日益被广大育龄夫妇所重视，多胎妊娠的孕妇完全可以平安地度过孕期和产期。主要做法是按期进行产前检查，争取及早诊断，注意增加营养，补充铁剂，预防贫血和妊娠高血压综合征。妊娠晚期应注意休息，避免过度劳累。在进入分娩期时，孕妇心情不必紧张，因为现代的医学技术设备和医生丰富的临床经验，完全可以保证产妇的安全和胎儿顺利降临人世。

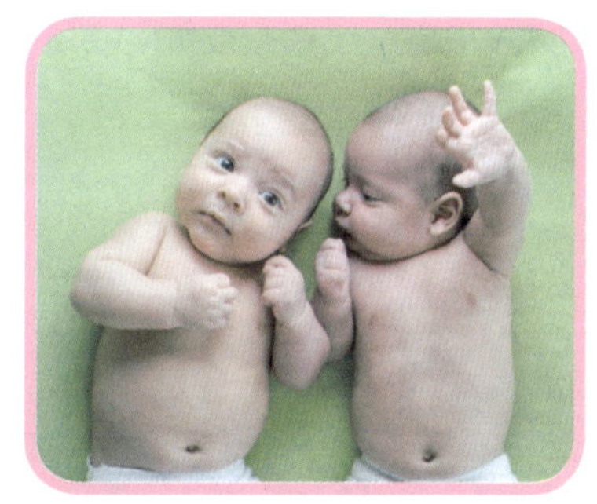

有的妇女生育非常晚，直到35岁以后才第一次怀孕生产。比起在最佳年龄怀孕的妇女，这种高龄初产孕妇很容易出现早产、流产、难产、畸形儿的情况。所以，这种孕妇在整个孕期一定要比一般孕妇要更谨慎小心，怀孕后最好去医院做一次产前宫内诊断。因为高龄孕妇所生婴儿的先天愚型及畸形发生率比一般孕妇高得多。此外，许多其他染色体异常疾病的患儿出生率也随着孕妇年龄增大而增加。如果产前宫内诊断的结果提示有出生先天愚型及畸形儿的可能，应立即终止妊娠，以免给家庭带来痛苦。

此外，在确定怀孕后，孕妇还应注意每半个月应检查1次，要特别注意血压和尿的检查，及时发现妊娠高血压综合征。从8个月起，每周检查1次，发现有胎位不正等应及时采取措施。由于高龄初产妇的骨骼、肌肉、韧带的弹性下降，常不利于自然分娩，因此分娩前一定要认真检查产道是否正常，胎儿是否可能顺利通过产道。若胎儿大小适宜，可能从产道自然分娩，以自然分娩为好；若胎位不正，胎儿过大或产道不正常，则应采取剖宫产为宜，以防因难产、滞产等对产妇和胎儿造成严重危害。

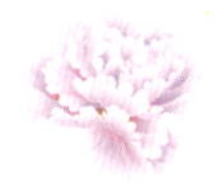

第三章　给胎儿一个安全的环境

孕妇生活细节宜忌

妇女怀孕以后，就不能像以前那样，生活中百无禁忌，而应该注意日常生活中的每一个细节，这样才有利于腹中胎儿健康、安全地成长。

首先是孕妇不能过多地使用电脑，否则很容易造成自然流产和畸胎。这是因为当电脑荧屏内表面磷光体受到电子束的撞击时，即可产生低能的X线和紫外线、可见光、红外线以及弱电磁力线，这些因素都会引起孕妇自然流产和畸胎。如果孕妇接触电脑的时间越长，自然流产和畸胎的可能性也就越大。据相关研究表明，坐在电脑前每周工作15小时的妇女，其流产率是正常人的2倍，若每周在电脑前工作不足15小时，其流产率仅比正常妇女高10%。所以在工作中常用电脑的妇女如果怀孕，应当尽量远离电脑屏幕，尤其是怀孕的最初3个月应注意不要长时间在电脑前工作，以防止辐射线和弱电磁场对胚胎发育过程的影响。

妇女在妊娠期间使用手机不能太过频繁。手机的天线能接发强力的微波，其产生的能量有60%能被大脑组织所吸收。这种微波通过“致热效应”会对人的肌体健康产生长期危害，而人的大脑、眼睛、生殖系统是对微波最敏感的组织。所以孕妇应该慎用、少用手机。若必须要用，尽量缩短通话时间，能用电话时就不用手机。另外，手机还能引起内分泌紊乱，影响泌乳，所以哺乳母亲以尽量不使用手机为宜。

虽然微波对人体健康的影响多属于功能性，且可以恢复，但是长期大强度的微波仍然会对人体健康产生不利影响。所以妇女在怀孕期的前3个月最好不要从事微波辐射工作，包括微波理疗。因为怀孕期的前3个月是胎儿器官形成期，胎儿对致畸危险因素特别敏感，其中包括对药物、化学毒物或其他不良刺激因素。如果工作安排许可，整个怀孕期间都不宜接触大强度微波辐射。同样，孕妇使用微波炉总体上也是安全的，炉门关上，打开启动程序，其微波的漏泄是极微量的，几乎可以不计。当然如能在启动微波炉以后，适当远离，等到微波炉结束工作后再开启炉门取放食物，即可避免这种微波的影响。

电热毯是人们常用的电取暖工具，由于电热毯可产生电磁场，对孕妇及胎儿存在着危害，因此孕妇不要睡电热毯。

妇女妊娠期间新陈代谢旺盛，从而使皮肤散热量增加，表现出怕热、多汗。到了夏季常常要借助电风扇来纳凉。但若吹电风扇时间过长，会出现头晕头痛、疲惫无力、食欲不振等症状。这是由于电风扇的风吹到皮肤上，使汗液蒸发，皮肤温度快速下降，表皮毛细血管收缩。为了适应这种变化，全身的神经系统和组织器官需要加紧工作以达到全身体温均衡状态。长时间地处于紧张状态，人反而容易疲劳。因此孕妇吹电风扇要适可而止，千万注意不要引起感冒。吹电风扇应选择微风。

孕妇在使用家用电器时，应当特别小心，严防触电事故的发生，否则不但会对自己的身体造成伤害，而且还很容易导致死胎、畸胎等。如果不小心发生触电事故，应当立即到医院妇产科检查，并进行适当处理。

噪声能使孕妇内分泌腺体的功能紊乱，从而使脑垂体分泌的催产激素过剩，引起子宫强烈收缩，导致流产、早产。噪声对胎儿有如此严重影响，所以孕妇要警惕身边的噪声，不要受噪声影响，更不要收听震耳欲聋的刺激性音响。

妇女在怀孕期间不能接触农药。目前，在农业生产中大量使用的是有机磷农药，这种农药不但可以通过呼吸道进入人体，还会通过皮肤和黏膜进入体内。孕妇皮肤的新陈代谢较强，因此对农药的吸收力也加强了，更容易发生农药中毒。一旦发生中毒，孕妇本人身体健康会受到损害，并对胎儿发生较强的致畸影响，轻者会妨碍胎儿的正常生长发育，重者会发生畸形或死胎。

孕妇应当远离烟草。烟草燃烧的烟雾中，包含大量的尼古丁、氰化合物、焦油和一氧化碳等。尼古丁作用于末梢血管，使血管收缩，不能充分供应和交换氧气，引起胎心缺氧，可导致胎盘早剥、妊娠高血压和子痫等。氧化合物能阻碍组织的氰化过程。一氧化碳则与血红蛋白结合，成为一氧化碳血红蛋白，不能运送氧气，使胎儿供氧气不足。焦油能引起气管黏膜上皮细胞增生和变异，并有诱发癌症的趋向。所以为了下一代健康，孕妇及其家属都不能吸烟，否则极易造成孕妇自然流产、早产、畸胎等。

孕妇不可吸毒，否则毒品会通过孕妇的胎盘分布到胎儿体内，使胎儿和母亲一起“吸毒”。母亲吸毒，也可使胎儿产生戒断反应，当分娩后，胎儿离开母体，由于胎儿中断了“吸毒”，就会出现不停地流泪、流涕、啼哭、腹泻等症状。

孕妇应谨防煤气中毒。如果一旦发生煤气中毒，孕妇不但会自己缺氧，还会影响到胎儿的需要。再加上胎儿对缺氧十分敏感，所以孕妇发生煤气中毒对胎儿生长十分不利。怀孕早期一氧化碳中毒可影响胎儿生长发育，造成畸形，甚至流产，胎死宫内；怀孕晚期一氧化碳中毒，可造成胎盘早剥、早产、胎儿死亡等。因此，在日常生活中，孕妇应该提高警惕，严防煤气中毒。一旦发生煤气中毒，应立即打开门窗，将煤炉搬至室外，并把患者抬到空气新鲜、通风、温暖的地方。轻度中毒只要离开中毒现场，经过治疗或不经过治疗，数小时或次日即可好转。中度中毒患者离开中毒现场，经抢救数小时后，神志即可恢复，经过1～2日的治疗，头痛及全身无力逐渐好转。重度中毒患者应吸入氧气，做人工呼吸，同时应立即送医院抢救。

妇女在怀孕期间还不能轻易洗热水澡，特别是怀孕的前3个月内，否则极易因为高热导致胎儿先天畸形。经过实验证实，若在45℃以上的热水中浸泡20分钟以上，致使体温上升到38℃以上时，就会对孕妇腹中的胎儿产生有害的影响。所以孕妇在怀孕前3个月内，尽量不要洗热水澡，特别是不能较长时间浸泡在热水中。此外，还不能做剧烈活动，避免高温环境，预防感冒等感染性疾病。一旦发热，要及时治疗，在医生的指导下用物理或药物降温。凡在孕早期常洗热水澡的孕妇，应及时做优生咨询、检查，以便早期观察胎儿有无异常，并在医生的指导下，采取对策。

妇女在妊娠期最好不要睡软床。这是因为孕妇的脊柱腰部前屈较未孕妇女更大，当孕妇仰卧在弹簧软床上的时候，其脊柱呈弧形，会使已经前曲的腰椎小关节的摩擦增加；仰卧时，脊柱向内侧弯曲。长期睡软床，造成脊柱位置失常，压迫神经，增加了腰肌的负担，不但不利于生理功能的发挥，而且不能消除疲劳，孕妇常常感到腰痛。

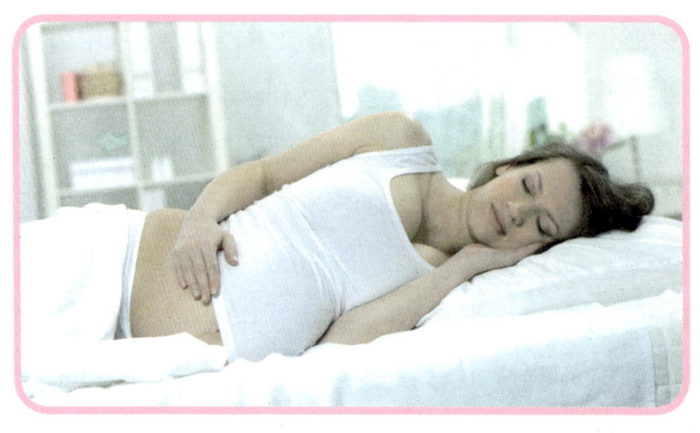

在睡眠中，人们的睡姿是经常变动的，辗转反侧可达20余次，这样有助于大脑皮质抑制的扩散，提高睡眠的效果。由于胎儿的不断增大，孕妇腹部隆起，翻身很不方便。若睡软床身体深陷其中，更加不易翻身。这样的睡眠不但不利消除疲劳，还会给孕妇增加疲劳。

此外，孕妇不论向哪侧卧，都会压迫附近的器官和组织，甚至引起一些疾病。孕妇仰卧时，增大的子宫压迫腹主动脉及下腔静脉，影响胎儿的活动和发育，或出现下肢、外阴及直肠静脉曲张，有人会因此患压疮。如果采取右侧卧位，孕妇就会因为右输尿管被压，而增加患肾盂肾炎的机会。左侧卧位，孕妇心脏受压。为了避免这些不利母胎健康的因素，应左、右侧卧位交替进行最佳。睡弹簧床恐怕很难做到这些。

当孕妇怀孕到了7～8个月的时候，孕妇最好采用左侧卧位的睡姿。为了胎儿的生长发育需要，这个时候子宫已明显变大、变粗、容积增大，使它与周围脏器、血管等毗邻的关系发生了变化。妊娠期的体位可直接影响子宫的血流量，如果仰卧，会对母亲及胎儿产生一系列不利的影响。因仰卧位时，增大的子宫压迫腹动脉，使子宫动脉的压力降低而影响子宫供血，从而使胎盘的供血也明显减少，影响了胎儿的营养供给和代谢产物的排泄。子宫血流量不足时，可使缺血的胎盘释放大量肾素。肾素进入母体血液时，造成动脉压增高，易发生或加重妊娠中毒症。此症的发生，对母婴的健康十分不利，可发生早产、胎儿宫内窘迫、宫内发育迟缓、死胎等。仰卧时，增大的子宫压迫下腔静脉，使血液循环受阻，下肢静脉压升高，则是造成某些孕妇下肢水肿，下肢、外阴静脉曲张或形成压疮的主要原因。左侧卧位可以减少妊娠子宫对主动脉、髂动脉的压迫，使之维持正常的张力，保证了子宫、胎盘血液灌注量，还可以减轻下肢静脉压迫综合征，免除由于增大的子宫压迫下腔静脉，使回流到心脏的血流突然减少，大脑的血液和氧的供应也随之减少，而使孕妇出现头晕、胸闷、恶心、呕吐、出虚汗等症状。

此外，从血流动力学的观点出发，静息时心排血量增加是孕妇血循环最主要的变化。一般从妊娠10~12周开始增加，其高峰到达时间与孕妇所取的体位有关。取仰卧位时，在20~24周达最高峰，一般比未妊娠时增加25%~30%。但孕妇睡姿取左侧卧位，其高峰到达时间移至28~32周，高峰时间的推移正说明左侧卧位有利孕妇的血液循环。所以，为了给胎儿在宫腔内创造一个安全、舒适的生活环境，孕妇最好采取左侧卧位的睡姿。

适当的劳动与工作

怀孕以后，孕妇的体力支出和血容量就会大大增加，所有的脏器都要超出原来的负荷进行运转，所以孕妇会容易感到疲劳，难免会对工作感到力不从心，尤其晚孕期，可能走路、站立都会感到累。所以妊娠期间的妇女应当适当地加强休息，做到劳逸结合，这样才能保护各类脏器的正常运转，增强自身的免疫力。否则不但会给孕妇自身的健康产生影响，还会威胁到胎儿的健康成长和发育。

怀孕是成年女性的生理过程，孕妇完全可以适应这种变化。但人的代偿能力是有限的，过重的体力活动会增加孕妇的额外负担，因为孕妇已经开始了对其精神和体力影响均很大的孕育第二代的使命，如果再增加重力劳动的消耗，身体就会吃不消。试验证明，坐着休息或轻微走路，心脏每分钟输出3~6升血液就足够全身使用。干比较费力的活，心脏每分钟就得输出8~9升的血液。如果进行剧烈活动，那就得增加比休息时多7倍左右的血液。孕妇血液总量比普通妇女大约多30%。妊娠末期，每分钟从心脏输出的血液增加50%左右。这时的孕妇如再干体力活，心脏怎能吃得消？很可能导致妊娠合并心脏病。

孕妇也不宜长时间弯腰和蹲着干活。在各种劳动作业中，蹲位增加腹压最为严重，不是妊娠妇女劳动时应采取的体位。也不宜做爬高一类的作业。上述劳动姿势均会使孕妇腹压大大增加，从而压迫胎儿，影响血液循环，不利于胎儿的生长发育。特别是妊娠末期，孕妇头肩后仰，腰腹向前凸，更不宜过度弯腰和下蹲。

但是这并不意味着孕妇在妊娠期间拒绝一切工作，而应当适当地做一些力所能及的工作和一些家务活。这样不但可以增加血液循环，促进新陈代谢，有利于母子健康，而且还利于分娩顺利，减少难产发生率。

孕妇在单位工作的时候，每天中午最好有1个小时左右的午睡时间，上、下午还应增加半小时的休息时间，并抬高下肢，促进血液回流。孕妇不应值夜班，以免影响睡眠和休息。孕妇还不能做使用爆发力的工作、有被挤被撞危险的工作、水中作业、高空作业、有毒污染环境的工作及接触放射线的工作。农村的孕妇可以做一些家里、田里不太重的劳动，但应该避免挑担子、背东西、推碾子、拉磨、插秧、割麦子（稻子）等剧烈的劳动。在劳动的时候更不能蹲着、站着或弯着腰。

在城市，一般家务劳动都比较轻，除注意不要提水、登高外，简单的家务都可以做。洗衣、做饭是常见的家务活，孕妇在洗衣、做饭时应当注意安全。首先，孕妇在淘米、洗菜、做饭时尽量不要把手直接浸入冷水中，否则寒冷的刺激极有可能诱发流产。厨房的油烟对孕妇不利，会危害腹中的胎儿，所以厨房应安装抽油烟机。孕妇早孕反应重的时候，应避免去厨房，以免加重恶心、呕吐。烹饪过程中，注意不要让锅台直接压迫腹部，保护好胎儿。炒菜和炸食物时油温不宜过高。洗衣服的时候切忌用搓衣板顶住腹部，以免胎儿受压。洗衣时尽可能用温水，尤其在冬春季时。洗衣用肥皂，不宜用洗衣粉，尤其在早孕阶段，因洗衣粉中含有可损害受精卵的化学物质。在端水、洗衣服、拧衣服及晾晒衣服时，注意不要用力过猛，晾晒衣服时将晾衣绳系得低一些，避免孕妇向上伸腰，不慎造成伤害，发生意外。

孕期的出行安全

在家里待得时间久了，无论是谁都想出去走一走，转一转，以此来放松一下心情，当然妊娠期间的妇女也不例外。但是孕妇在出行的时候切不可以掉以轻心，应注意出行安全。

孕妇不能去人多拥挤的场合。拥挤的地方孕妇容易被挤压，导致流产等意外；拥挤的地方空气污浊，会给孕妇带来胸闷、憋气的感觉，胎儿的供氧也会受到影响；拥挤的地方各种病毒比较多，孕妇的免疫力比较低，容易染上病毒和细菌性疾病；拥挤的地方必然人声嘈杂，所产生的噪声会对胎儿的健康发育产生十分不利的影响。

随着生活水平的提高，越来越多的人都有了自己的汽车，出行的时候喜欢驾驶着汽车代步。但是如若是孕期妇女，那就最好不要驾驶汽车。第一，受到驾驶时姿势的影响，如果驾驶时身体过于向前倾，就会使子宫受压。怀孕初期是最容易流产的一段时间，虽然这个时候子宫很小，不会有什么直接的压迫，但仍然会受到因为驾驶而产生的腹部压力的影响。而到了7～8个月以后，采用前倾驾驶姿势的话，就会直接压迫到子宫而发生早产的情况。到了怀孕末期，为分娩做准备，子宫口会稍微地张开一些。如果由于驾驶姿势过分向前倾，而使腹部压力不断地增加，易出现早期破水的现象。第二，在驾驶汽车时，如果遇到道路不平的状况或因特殊情况而急刹车，都会引起车身振动，这不但会直接影响到妊娠子宫，同时也会刺激自律神经，易使胎儿流产。第三，妊娠期间妇女的神经作用要比平时敏锐，很容易疲倦，心情

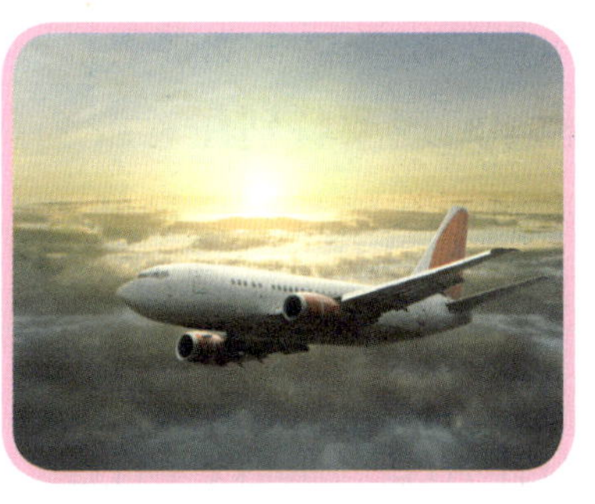

也不稳，而且很容易入睡。而驾驶汽车会使精神过分地专注，上述这些情形就会加强，而且会令人觉得疲倦不堪、食欲缺乏。所以，孕妇在怀孕期间最好不要驾驶汽车。如果遇到非驾驶不可的情况，也应当采取短距离驾驶，连续驾车不可超过1小时，时速不超过60千米，避免紧急刹车。如果路况不好，放弃长距离的驾驶比较安全。而怀孕到了32周以上，则要严禁开车。另外，开汽车吸入汽油味和尾气，也对胎儿不利。

除了不可亲自驾驶汽车，孕妇在出行乘坐别的交通工具时，也要特别注意安全。最好不要乘坐马车、自行车，否则很容易发生意外事故。乘坐汽车时，为了避免疲劳和发生腰疼，可用一个垫子搁在腰中，并要在行进200～300千米之后，下车走动5～10分钟，活动一下僵硬的双腿和腰。乘汽车时一定要防止急刹车时腹部撞到汽车的某些部位，因此，最好系安全带。对于孕妇来说，火车是比较安全的交通工具，却很容易使人感到疲倦和背疼，所以孕妇坐火车时最好选择坐卧铺，以便休息。对于长途旅行，飞机虽然是最好的选择，但是怀孕7个月以后，孕妇就不能乘飞机了，因为飞机的超声波振动有引发早产的危险。孕妇在乘坐轮船时，除了防止晕船外，还要注意与船上的医生联系好，如遇紧急情况，以便及时采取措施。

春天是万物复苏的季节，人们都喜欢去野外踏青，呼吸一下新鲜空气，感受一下明媚的春光。但是对于孕妇来说，就要格外注意安全了。因为春天是传染病多发的季节，再加上春季变化无常，孕妇因抵抗力弱而容易感染病毒，孕妇在外出踏青的时候，最好注意自身的卫生保健，尽量不要远途旅游。

到了孕中期以后，腹中的胎儿就比较安全了，这个时候孕妇就可以外出游玩，观赏美景，开阔一下心胸，有利孕妇的心身健康，但出行时要特别注意旅途安全。第一，要制定合理的旅行计划。准妈妈在旅行时，最好不要参加行程紧凑的旅行团，不要使身体过度疲劳，保证充分的休息。此外，在出发前必须查明旅游地区的天气、交通、医疗与社会安全等状况，要根据具体情况或准妈妈的身体状况，随时改变行程。第二，旅行途中要有人全程陪同。准妈妈不宜独自出游，也不要与陌生人出游。最好有亲朋好友在身边陪伴，这样不但会使旅程较为愉快，而且当你觉得累或不舒服的时候，也有人可以照顾你。

到了孕晚期，孕妇就不宜进行长途旅行了。因为怀孕晚期，孕妇生理变化很大，适应环境的能力远不如平时，长时间的车船颠簸，常使孕妇难以入睡，精神烦躁，身体疲惫，而且旅途中孕妇免不了要经常受到碰撞、拥挤。车船上人的密度大，空气一般都很污浊，各种致病菌也比其他环境为多，很容易使孕妇感染疾病。在这种条件下，孕妇往往会发生早产、急产等意外。孕妇分娩绝非小事，稍有不慎，将会危及孕妇和胎儿生命。因此，孕妇在怀孕晚期，一般不要离家远出。

孕期的美丽问题

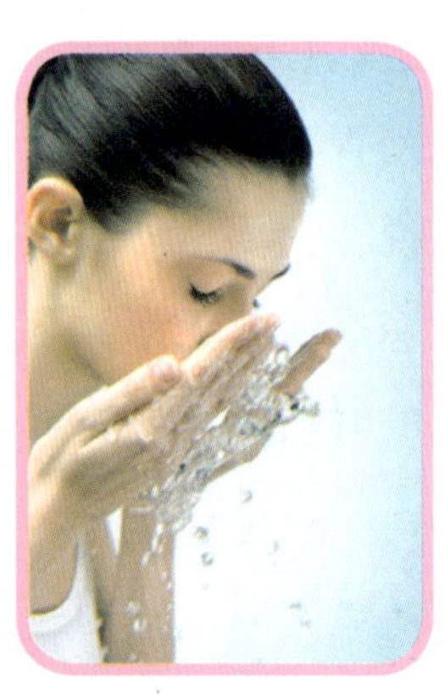

妊娠期间，在激素的作用下，孕妇的皮肤会失去光泽，稍不注意还会变得非常粗糙。这虽然算不上什么大病，但是对于女性来说，这是一个非常重要的问题。所以，孕妇最好不要忽视皮肤的保养。

首先，妊娠期间的美容重点就是洗脸，至少要早晚各1次，使用平时常用的洗面奶仔细地清洗脸部，洗干净后抹上必要的护肤品。夏天是容易出汗的季节，要增加洗脸次数。这样不但可以祛除脸上的污垢，而且还以增加皮肤的水分，使皮肤湿润光滑，富有弹性。

孕妇的脸上比较容易长雀斑，一般到产后就会自愈，不必十分介意。但是孕妇受到紫外线照射也容易长雀斑，所以不要让强烈的直射阳光照在脸上和其他无遮盖的皮肤上。因此，孕妇在外出的时候最好穿上长袖上衣，戴上遮阳帽，脸上还可抹些防晒霜，以此来保护自己的皮肤。

在妊娠期间，孕妇每天都应进行脸部按摩。具体步骤是：先用洁面膏擦掉脸上的污垢，或用温水洗净脸面，洗净的脸用毛巾擦干；然后在脸上均匀地抹上按摩膏，用中指和无名指从脸的中部向外侧螺旋式按摩约50次；按摩完毕后，用一条拧干的热毛巾擦拭一下，每天坚持按摩一次。这既可以加快皮肤的血液流通，增进皮肤的新陈代谢，保护皮肤的细嫩，还可使皮肤的功能在产后早日恢复。

除了按摩脸部之外，孕妇还应当在日常生活中多擦搓自己的双手和脸。具体方法是，先用两手互相擦搓（主要是手背）20 ~ 30次，等双手发热以后，然后再把双手的手心放在两侧脸上，上下擦搓。注意用力不要太大，但要落实，上下擦搓约50次即可。擦搓时，要用手指擦搓眼窝、鼻夹和耳部，使脸全面擦过。这种做法的目的主要是促进手和脸的皮肤血液循环，增强皮肤的抵抗力。

孕妇在妊娠期间，为了美观，可以化淡妆，但是不宜浓妆艳抹。因为化妆品所含的砷、铅、汞等有毒物质被孕妇的皮肤和黏膜吸收后，可透过胎儿屏障进入胎儿循环，影响胎儿的正常发育，导致胎儿畸形。另外，化妆品中的某些成分经阳光中的紫外线照射后，就会产生具有致畸作用的化合物质。孕妇尤其要注意不能抹口红，因为口红是由各种油脂、蜡质、颜料和香料等组成，其中油脂通常采用羊毛脂。羊毛脂既能吸附空气中各种对人体有害的重金属微量元素，又能吸附能进入胎儿体内的大肠杆菌等微生物，同时还有一定的渗透作用。如果孕妇涂抹了口红，空气中的一些有害物质就容易吸附在嘴唇上，并在说话和吃东西时随着唾液侵入肌体内，从而使体内的胎儿受害。

许多女性为了使自己的手变得漂亮美观一些，常常会涂上各种颜色的指甲油。但是如果怀孕了，就应马上停止，因为这对腹中的胎儿极为不利。目前市场上销售的指甲油大多是由以硝化纤维为基料，配以丙酮、乙酯、丁酯、苯二甲酸等化学溶剂和增塑及各色染料制成，这些化学物质对人体有一定的毒害作用，孕妇在用手吃东西时，指甲油中的有毒化学物质很容易随食物进入体内，并能通过胎盘和血液进入胎儿体内，日积月累，就会影响胎儿健康。此外，有的孕妇指甲脆而易折断，往往也是由于涂指甲油造成的。

由于孕妇的皮肤敏感度比较高，所以孕妇不宜染发烫发，以免使自己和胎儿受害。一些染发剂接触皮肤后，可刺激皮肤，引起头痛和脸部肿胀，眼睛也会受到伤害，难以睁开，严重时还会引起流产。此外，染发剂对胎儿还有致畸作用，甚至使孕妇染上皮肤癌、乳腺癌等癌症。用冷烫精烫发对孕妇也有害。孕中期以后，孕妇的头发往往比较脆弱，并且极易脱落，如采用冷烫精来做头发，会加剧头发的脱落；用化学冷烫精烫头发，还会影响孕妇体内胎儿的正常生长和发育。

妇女怀孕之后，随着妊娠日期的增加，体重也会大幅度增加。除胎儿、胎盘、羊水、子宫、乳房及母亲血容量等增加外，母亲的脂肪储存量也会增加，这是很正常的事情，如果体重不是特别超重，就不必担心甚至去减肥。因为这不管对母亲还是对胎儿，都极为不利。

胎儿在母亲体里是非常需要营养的，而任何减肥方法都可能使营养丧失，特别是减肥药中对饮食中枢有一定的抑制作用。如果饮食中枢过于抑制，则容易导致厌食的发生，严重影响孕妇对营养的吸收，从而导致胎儿的营养危机。再者，一般减肥药物都不是针对孕妇配制的，也没有考虑到对胎儿是否有影响。一旦对胎儿造成不良反应，其后果难以预测，很有可能导致早产儿、畸形儿或有先天性疾病的胎儿发生。其实，如果孕妇过于肥胖，适当的控制饮食也是可以的，但关键是要活动。多活动不但可以减轻肥胖，而且对减轻分娩时的痛苦也是大有好处的。

远离刺激的娱乐活动

妇女在怀孕期间，适当的娱乐活动是必不可少的，但是应当尽量避免那些刺激的娱乐活动。

首先，孕妇不能长时间地看电视，否则会对孕妇胎儿造成极大的伤害。电视机在工作时，显像管不断发出肉眼看不见的X线，它往往容易使孕妇流产或早产，还可能使胎儿畸形，特别是对1～3个月的胎儿，危害更大。如果有时要看电视，距荧光屏的距离要在2米以上为好。另外，看电视久坐会影响下肢血液循环，加重下肢水肿，更易导致下肢静脉曲张；电视中的紧张情节和惊险场面，对孕妇来说，可以称为劣性刺激，有碍优生；因看电视睡得过晚，妨碍孕妇的睡眠和休息。这一切对孕妇胎儿都不利。所以为了自己的身体健康和胎儿的健康发育，孕妇应当少看电视。

有些人喜欢打麻将，但如果怀孕了，那就应远离麻将桌。首先，经常打麻将的孕妇所怀胎儿在孕期经常躁动不安，出生后性情执拗、心神不宁、好哭闹、食欲不振，有些甚至出现癫痫和精神障碍。其次，由于麻将屋内空气污浊，人声嘈杂，病毒、病菌横行，这些都有可能使胎儿供氧不足、母婴感染病毒，造成胎儿出生缺陷或发育迟缓，行为异常。再次，孕妇在打麻将时由于长时间的坐姿不利胃肠蠕动，腹部的压迫又使盆腔静脉血液回流受阻。这些使孕妇便秘、厌食，出现静脉曲张、下肢浮肿，发生痔疮。同时，座位的压迫有碍于血液对子宫的循环和供养，直接影响胎儿大脑的发育。由此可见，为了母婴的健康，孕妇应当远离麻将桌，让日常生活变得有规律起来。

孕妇在怀孕期间看一些书刊是很有必要的，不但能够愉悦自己的心情，还能起到胎教的作用。但是读书应该是有选择的，不可阅读那些庸俗低下的文章和小报，更不要读情节惊险离奇的凶杀、武打读物，以及下流淫秽的黄色书刊。这些书刊就像是精神上的噪声，使心理感到压抑、紧张，处于一种不良的精神状态中，显然对胎儿的身心发育也是不利的。还有一些封建迷信的书籍，它会把人的精神境界引入歧途，使人想入非非，失去自信自强的精神支柱，而且会对现实生活中的事做出错误的判断，给身心健康带来伤害，这对胎儿的身心发育也不利。另外，孕妇阅读报刊时间不可过长，以防疲劳。

孕妇不能欣赏霹雳舞音乐和摇滚音乐。它们都属于过分激烈的音乐，常听这种音乐会使孕妇的神经系统受到强烈的刺激，并破坏心脏及血管系统的正常功能，使人体中去甲肾上腺素的分泌增多，从而使孕妇子宫平滑肌收缩，造成胎儿血液循环受阻，胎盘供血不足，引起胎儿发育不良，同时这也是造成流产或早产的原因之一。而且如果母亲在怀孕期间听过多的激烈刺激的音乐，会使胎儿的心率较快，活动频繁。出生后的婴儿再听这种音乐仍显得烦躁不安，四肢不停地扭动，停放音乐后很久才能恢复平静。看来，孩子无论是在出生前，还是出生后，都不喜欢这种音乐。所以，

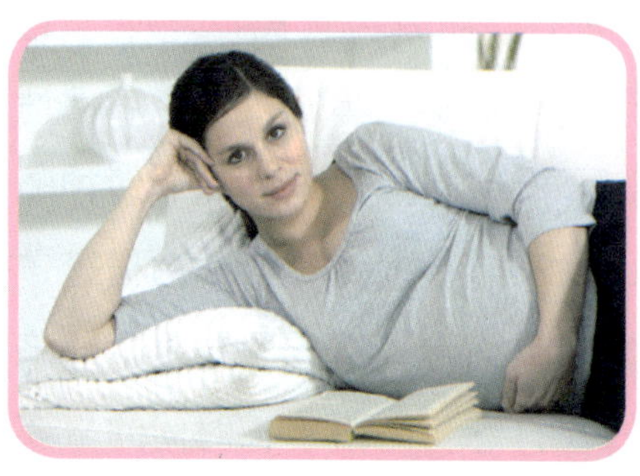

孕妇忌欣赏这种过于激烈的霹雳舞、迪斯科音乐及摇滚乐。

为了母亲和胎儿的安全与健康，孕妇也不能进歌舞厅。这是因为：歌舞厅内经常烟雾弥漫，尼古丁、一氧化碳等有毒有害物质浓度较高，可对孕妇和胎儿造成损害；不少歌舞厅为迎合顾客的刺激需求，多采用大功率的立体声扩音装置，噪声都在100分贝左右。经常处于噪声中的孕妇，会有听力损害；歌舞厅灯光忽明忽暗，变幻莫测．使人头晕目眩，可使眼压升高，并伤害眼角膜、眼结膜，造成视力模糊、眼睑痉挛及结膜充血；歌舞厅人群嘈杂、空气不净、声光污染，会给孕妇和胎儿带来多方面的损害。所以，孕妇不宜进舞厅。

孕期性生活与安全

妇女怀孕后，夫妻双方必须节制性生活。因为孕期性生活是导致流产、早产、早期破水和产褥感染的重要原因之一。根据妊娠期不同阶段，性生活时应注意以下几点。

从妊娠开始到妊娠3个月末，胎盘正处在发育阶段，特别是胎盘和母体宫壁的连接还不紧密，性生活可使子宫受到震动，很容易造成流产。性交时因孕妇盆腔充血，子宫收缩，也会造成流产。因此，这3个月内应尽可能禁止性生活。

妊娠4个月至9个月孕妇比较安定，夫妻双方每周可过一次性生活，但是每次的时间不能过长，而且男方的动作要轻柔，不能直接强烈刺激女性的性器官，动作要轻柔一些，并且体位也要恰当，绝对避免上下位和屈曲位的姿势，建议采用丈夫取从背后抱住孕妇的后侧卧位，注意不要对孕妇腹部增加负担，不要对子宫强烈刺激。这个时期的孕妇分泌物逐渐增多，外阴对细菌抵抗力降低，如外阴不注意卫生，易引起细菌感染。另外，如果性生活过频，用力较大，时间过长，就会压迫腹部，使胎膜早破，胎儿因得不到营养和氧气，就会很快死亡，或者导致流产。即使胎膜不破，未流产，也可能使子宫感染，重者致胎儿死亡，轻者胎儿身体和智力发育也要受到影响。

妊娠晚期特别是临产的1个月，即妊娠9个月后，胎儿开始向产道方向下降，孕妇子宫逐渐张开，倘若这个时期性交，羊水感染的可能性大，可能发生羊水外溢（即破水）。同时，孕晚期由于子宫比较敏感，受到外界直接刺激，会有突发子宫加强收缩而诱发早产的可能。所以，在孕晚期必须绝对禁止性生活。

另外，对于有习惯流产和早产病史的妇女，或高龄初产妇，或结婚多年才怀孕的妇女，为安全起见，整个妊娠期都应禁止性生活。

有些妊娠妇女在性生活后往往出现腹痛现象，对此千万不要忽视。

这是因为，在男子的精液中含有多种的前列腺素，性交时，这些前列腺素经女子阴道黏膜吸收，产生一系列反应。孕前，使子宫肌肉松弛的前列腺素起主动作用，为精子向输卵管行进创造条件，使精卵能够顺利结合。而当女子怀孕后，则由精液中可使孕妇子宫强烈收缩的前列腺素发挥作用，性生活后妊娠妇女出现腹痛的原因就在于此。假如妊娠妇女性生活过于频繁，子宫经常处于收缩状态，不仅会发生腹痛，还可导致流产。所以为了母亲和胎儿的安全，孕期夫妻在过性生活时应力求减少刺激，男方戴避孕套以可避免精液与阴道黏膜接触，从而防止因子宫强烈收缩而发生腹痛或流产。

如果孕期性生活后孕妇的阴道出现出血状况，更不能掉以轻心。这是因为：在停经3个月之内性交，若突然出现下腹疼痛伴大便坠胀，同时或稍后出现少量阴道流血，应考虑有宫外孕的可能；妊娠中晚期，在性交后如出现无痛性阴道流血，量可多可少或伴血块，可能是前置胎盘性出血；性交后，如出现阴道流暗红色血液，无血块，伴腹痛、腹胀，子宫变硬，胎动过频，则可能是胎盘早剥性出血。所以不管出现以上哪种情况，都不能在家里等待、观望，应当立即上医院治疗。

保护好胎儿的“住房”——子宫

成年未孕妇女的子宫长7~8厘米，像一个倒放的梨子，怀孕后变得很大，能容下3.5~4千克重的胎儿。子宫有三个通道：一个通阴道，这是人离开母体走向光明世界之门；两个与输卵管相通，这是新生命诞生之地。当母亲的卵子与父亲的精子在输卵管相遇受精以后，要经过几天的跋涉，才能到达子宫。子宫在雌激素和孕激素的作用下长得厚厚的，为受精卵准备了舒适的条件。受精卵移动到达子宫里，才发育成肢体五官俱全的小生命。小生命在子宫安家以后，受到层层保护，外有包蜕膜、毛膜、羊膜的保护。羊膜囊里还充满了一种叫做羊水的液体，有1000~1500毫升。胎儿就是因为生活在这样的水府中，才不怕外界的挤压和振荡。

为了保证胎儿发育的需要，母亲还为胎儿准备了一条营养管道——脐带，脐带与胎盘相通。胎盘里充满了母亲的血液。母亲的血液并不直接输送给胎儿，而是将带有氧气和营养的血液通过子宫动脉的分支缓缓流入胎盘中，胎儿则通过胎盘中的绒毛的渗透作用，由脐部吸取母亲送来的氧和营养物质而健康发育。胎儿维持生命活动中的代谢废料由脐带动脉送到胎盘，又通过子宫静脉将废物排泄于体外。按这个道理来说，胎儿在出生前，他的安乐窝一定是最舒适安全不过的了，但事实并非如此，胎儿的安乐窝并不太平，随时都有可能受到灭顶之灾。

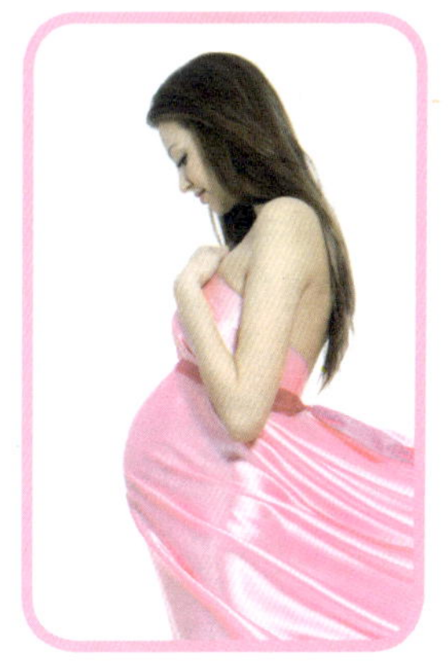

首先，在妊娠早期，妊娠的维持主要依赖于卵巢内如蚕豆大的妊娠黄体，这个黄体到妊娠一个半月时发展到顶峰，以后产生黄体酮的数量就逐渐减少，无法胜任日益增大的子宫和妊娠发展的需要了。此时，虽然胎盘内的绒毛已能产生一些黄体酮来代替黄体的工作，但在妊娠近2个月时，两个机构正处于交接阶段，黄体要交出维持妊娠的重任，而胎盘尚难以全部接受，于是就出现了青黄不接的局面，这时如遇到一点不如意的刺激，则很可能造成胎儿流产等。

另外，胎儿与母亲之间的物质交换，只隔着一层极薄的绒毛，母体此时若因使用某些药物，或者身患某些病毒性疾病，则药物、病毒、细菌毒素也可透过这道屏障进入胎儿体内，对胚胎或胎儿进行杀伤，重者可使胎儿丧失生命而流产，轻者可使胎儿某一器官或组织发育畸形，出生后对家庭、对社会都会带来沉重的精神和经济上的压力。

任何保护胎儿的防线都是相对的。当母亲遭受巨大的外力、强烈的精神刺激及难以适应的外界有害因素的影响时，都可使母亲精心为胎儿设置的防线瓦解，而招来悔之不及的灭顶之灾，因此，孕妇应极其小心谨慎地保护胎儿的安乐窝，以防不测。

创造良好的养胎环境

除了在日常生活中的衣食住行等方面下工夫以外，创造一个良好、宜人的养胎环境对胎儿的健康成长也非常重要。

居住环境的美丽与洁净不但会对孕妇的心情、气血健康、智力产生良好的影响，而且还有利于胎儿的身心健康地成长。有人认为，在墙上挂张美人像，天天看看，孩子就有可能长得美，这是有些道理的。所以准父母最好能对居室做一些装饰，不必太复杂、太花力气，只要在墙上挂一些喜欢的画或色彩明亮的小饰品，在阳台上养几盆无毒的花草就可以了。孕妇可时常对着画或花草进行欣赏，只要能欣赏生活中的美，就是很好的美育养胎，无论什么形式都是好的。

细心的人发现，如果家里的环境脏乱、居室光线幽暗、阴暗潮湿，且不注意开窗通风，那么这个家庭出生的孩子就很容易出现体质不佳，精神萎靡的状况。而出生在居住环境整齐、明亮、干净的家庭的孩子，则大多气质较好、聪明、自信、性格健全、活泼。所以要想生一个身心都健康的孩子，父母就应该把家里环境布置得整洁、明亮一些，为宝宝创造一个良好的生活环境。即使家庭条件不够好，也应当尽量做到居住环境整洁、干净，通风透气好。如果家里的环境实在太差，准父母可以在天气好的情况下，多出去晒晒太阳、呼吸呼吸新鲜空气，或到附近的树林、小花园、田野散步，感受室外的美和光，这样的养胎效果可能还是最好的呢。

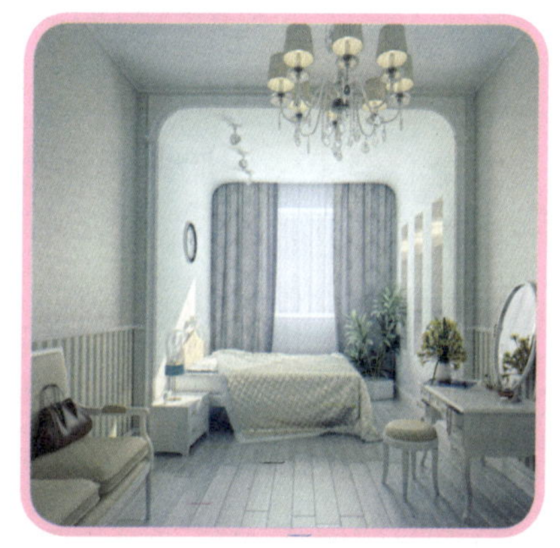

孕期不能搬入刚装修好的房子，否则装修材料中的有毒物质会损害到胎儿的健康。孕妇的生活环境内千万不能堆放农药、化肥、化纤和皮革制品、废电池，过多的塑料橡胶制品、油漆涂料、消毒剂等有一定污染性和释放有害气体的物品。厨房油烟中含有不少有害物质，孕妇最好少去厨房，尤其当正在进行煎炸、烹炒时。而且孕妇还应当远离电磁波的感染。

孕妇和胎儿的健康、胎儿的智力发育都需要宁静的环境，如果居住的地方离马路太近，马路上的噪声会影响孕妇的休息，波及胎儿的健康。所以孕妇的居住环境一定要安宁，使孕妇得到良好的休息并保持宁静的心境。

工作环境对养胎也十分重要，除了不能在工作中接触X线、涂料、油漆、电磁辐射之外，孕妇还要注意工作节奏、性质是否适合自己。摇滚乐表演、节奏强烈的舞蹈表演、芭蕾舞蹈表演等专业表演，体育竞技，以及爬高、举重、挑重物等工作都会对孕妇和胎儿产生伤害，所以从事这些工作的妇女在怀孕后最好调离这些专业工作，或是暂时停止工作。有些工作会在某个时间段内非常忙碌，有些工作需要长期加班加点或熬夜，流行病医生、律师、商人常常会在某一段时间面临巨大的工作压力，从事这些职业的妇女在怀孕之后应当适当调整一下自己的工作强度和压力，如果不能避免，最后暂时休止工作，千万不可硬撑。

在工作的过程中，孕妇还应当避开办公室里的明争暗斗，尽量搞好人际关系。因为孕妇在斗争时产生的坏心情会很容易影响到胎儿的身心健康，使胎儿得胎毒、长痘疹、得癫痫，或者性情变得“暴狠”、“怪戾”。工作中人际关系的好与坏，其实还是能靠自己来调理的，你遇事想得开、多让一步、吃点小亏不在意，就没什么大烦恼了。要努力为自己创造一个气氛舒畅的工作环境，调理好人际关系，不受琐事烦扰。

借助环境优美、空气清新的大自然养胎也是一个不错的养胎方式。现在大都市环境不如人意，如二氧化碳、一氧化碳、铅、苯、硫酸、有毒粉尘，可吸入颗粒物的工业、汽车废气，以及油漆、油墨和塑料等散发出的有害挥发性物质，加上噪声、电磁辐射等现代污染，对生命来说都是不利影响。所以有条件的准父母最好能多到空气清新的郊外活动活动，搞搞有氧运动，适当地在大自然中散步、游玩，不时清清肺中的浊气，使自己获得较有利于身体健康的空气，也使胎儿能获得尽可能好的空气。而且大自然中的绿草绿树、万花盛开的情景、令人赏心悦目的山水、自由自在的动物、和谐美妙的鸟鸣虫叫都会给人带来美好的心情。有时甚至一棵树、一片叶子的形状、一朵花的色彩、一只蚂蚱的动作、一两声虫鸣，就足以给人创造美好的心情。这不但能给孕妇带来无穷无尽的愉悦和美感，而且也是很好的胎教材料。而如果孕妇有一定的文化修养，还能从或秀美或雄伟的自然环境中得到美的启示。

做一个心情舒畅的准妈妈

由于身体上各个方面产生巨大的变化，许多妇女在怀孕以后都会或多或少产生一些不良情绪。有的孕妇会因为晚上多梦而感到紧张；孕初期的恶心、呕吐、厌食等妊娠反应，会使孕妇的心情变得烦躁起来；由于缺乏必要的孕产知识，有的孕妇会产生担心孩子有缺陷、害怕生产时出现难产等；有的妇女在怀孕之后，会对家人尤其是丈夫产生很强的依赖感，总希望丈夫守在自己身旁；有不少妇女在怀孕之后性格产生大变，喜欢对着家人和丈夫大发脾气、吵架；有的孕妇在进入孕中期以后，喜欢过多地猜想胎儿的长相、性别，从而给自己造成巨大的心理压力；有的孕妇因为在身体上产生巨大变化，会产生一种羞怯心理，不喜欢自己越来越隆起的腹部，遇到熟人和要好的朋友，常常会有些难为情，等等。这些不良心理和情绪都会对胎儿的健康产生危害，不但会对胎儿的身心健康造成损害，甚至有时还会使胎儿产生畸形。所以要想胎儿健康地成长，使孩子出生后有一个强健的体魄和完美的个性，准父母必须学会调整自己的情绪。

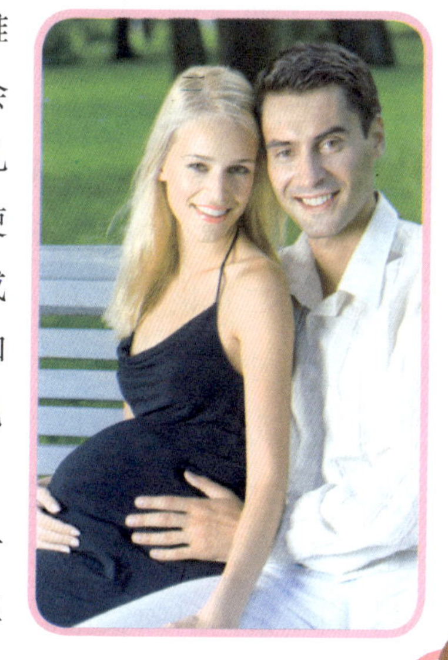

第一，要学会平心静气地对待一切。现在有不少年轻的准父母都是独生

子女，由于从小到大深受父母呵护，娇生惯养，既不会料理生活，也不会体谅别人，自控能力又比较差，面对婚姻和繁杂的家居生活和怀孕生子的艰辛，往往思想准备不足，委屈感非常多，遇到不容易的事情往往情绪就容易变坏。这类孕妇怀孕后，一定要学会调理好自己的情绪，理解生活本来就是充满艰辛和繁杂的，很多事情只有靠自己担当才会变得有乐趣、容易起来，切不可任凭脾气失控，从而影响了胎儿的身心健康。

现代人的生活往往会在很大程度上受到电视广告的影响，广告天天在诱导人去追求豪华的东西、奢侈的生活，不少人由此会有非分的欲望，以为生活就应该是奢华的，不那样的话就是生活的不公或他人的不是，于是无端地生活于不满和不良情绪之中，无形中伤害了自己，也伤害了胎儿。所以，现在的准父亲和孕妇更要树立起平易对待生活的人生态度，以免被不适当的欲望所误，忽视了给胎儿提供必要的情绪环境。

第二，学会多理解他人。在家里、单位里，如果遇到与他人意见不相合的时候，准父母要多从对胎儿的利害、多从他人的立场想问题，尽量多理解他人的意见，即使不能理解，也要学会淡然处之，让事情变得容易解决。

生活和工作的辛苦会使夫妻之间产生不少摩擦，在这个时候夫妻双方一定要学会互相体谅。有些娇惯的孕妇会因为怀孕而需要丈夫的无条件迁就，否则就会觉得非常委屈，其实这对胎儿和自身健康都是极为不利的。孕妇固然需要丈夫更多的关心、体谅，但是同时也应当理解丈夫的不易和辛苦，并从为胎儿的角度出发，努力调整好情绪。做丈夫的也应当多给妻子一些关心和体贴，平时适当减少一些社交活动和外部工作；少看一些体育赛事，少做一些纯个人的事，工作后尽早回家；多给妻子一些相处和共同娱乐的时间，细心帮助妻子解决一些生活小问题，有时间带妻子出去散散心、透透新鲜空气，尽可能维护好妻子的情绪和心态，使她有幸福感和愉悦感。

第三，学会营造积极的家庭气氛。日常生活虽然琐碎平凡，但只要有心就能从中发现不同寻常的乐趣。有人认为剥毛豆是一件烦人的事情而不喜欢做，即使是不得已干了，心里也会闷闷不乐，甚至对他人发脾气。有的人却能把此事做得有滋有味，把剥毛豆当成一种培养自己耐心的机会；或是当成一件趣事，如把豆剥干净，放到漂亮的碗里，配上各种色彩的菜丁，炒成一盘色香味俱全的惹人喜爱的菜肴，它就是一项颇具艺术创作、从中获得激情的活动了。所以所以如果你能用积极的态度去对待生活，每一件小事都能变成非常有乐趣的事情，这样你就可以把生活变得美好起来，从而给胎儿创造一个良好的生长环境。

第四，节制怒、悲、忧郁、急躁、惊恐、不安等不良情绪。孕妇平时要尽可能调理好自己的情绪以提高生活质量，尤其要从保护胎儿的健康成长出发，控制好自己的不良情绪，以免伤害胎儿。如果生活中遇到亲人得病、受伤或故去，破产，与他人发生纠纷，生意不顺等事故，准父母一定要自持，尽量控制好自己的情绪。

对于调节不良情绪的方法，我们可以从以下几点做起：如果遇到了不愉快的事情，要学会自我劝慰；用唱歌、看书、郊游、画画等事情来转移自己的注意力，以排遣心中的抑郁和烦恼；有些不良情绪必须经过宣泄才能消除，这时可以通过给好朋友写信、交谈等方式来叙说自己的处境和感受，让不良情绪烟消云散；独处往往会使人郁郁寡欢，最好的方法就是将自己置身于朋友的生活圈中，充分享受友情的欢乐，感染上积极的情绪，从中得到心理上的满足和快慰；大自然是最好的朋友，经常到大自然中去散散步，听听鸟鸣，嗅嗅花香，能使自己消除紧张情绪，心情变得舒畅；美化自己无疑能增强自我信心，不妨经常改变一下自己的形象，有时一件新衣服、一款新发型都能让自己感受到生活的美好。

总之，作为未来的母亲，必须努力保持平静、乐观、温顺的心境，只有在这种心境下才能拥有良好的情绪，只有拥有良好的情绪，才能使胎儿的身心健康地成长。

教育要从胎儿抓起

孕妇在怀孕期间，不但要重视身体上的保健，还要重视精神、情操以及外界环境条件对胎儿的影响。如果准父母能及早对胎儿进行各方面的胎教，让其能够及早积累各方面的信息，那么胎儿的感知能力、记忆能力、运动能力等能力就会得到及早开发，让孩子在胎儿时期就拥有良好的先天素质。

一切有生命的物体，对外界的刺激能做出一定的反应。胎儿一旦形成，就是一个十分活跃的生命体，来自母体血液变化的刺激能明显影响他的机体的发育。因此，胎教最好从受孕一刻开始，至少要在得知怀孕后马上进行。准父母可以从下面几个方面对胎儿进行胎教：

第一，通过抚摸孕妇腹部的方式与胎儿进行信息沟通。这种方法可以使胎儿有一种安全感，使其感到舒服和愉快。这种胎教方式可以安排在妊娠24周后，抚摩时间不宜过长，每次以5分钟为宜。一般每天可进行3次，起床后和晚睡前进行抚摩为佳，避免在饱食后进行。如果胎儿对抚摩的刺激不高兴，就会用力挣脱或者蹬腿来反应。这时，父母应该停止抚摩。当怀孕28周的时候，轻轻地触摸配合轻轻地指压，可区别出胎儿圆而硬的头部、平坦的背部、圆而软的臀部以及不规则且经常移动的四肢。当轻拍胎儿背部时，胎儿有时会翻身，手足转动，此时可以用手轻轻抚摩以安抚之。在用手触摸胎儿的时候，别忘了同时还应轻轻地、充满柔情地对胎儿说话，让胎儿更强烈地感受到父母的爱意。

第二，对胎儿进行语言方面的胎教。一个小生命在胎儿期就已经具备了语言学习的能力，所以孕妇可以用文明礼貌、富有哲理的语言，有目的地对胎儿进行认真、耐心的语言讲话训练。经过这种训练的孩子在出生后，其听力、记忆力、观察力、思维能力和语言表达能力，将会大大超过于未经语言训练的孩子。

第三，怀孕3～4个月的时候，父母可以每天定时和胎儿对话。比如在早晨起床的时候，孕妇可以轻轻抚摸腹部，说声："早上好，宝宝，妈妈要起床了。"晚上睡觉前，可以由父亲轻抚孕妇的腹部对胎儿谈话："哦，宝宝，爸爸来看你了。你的眼睛一定长得像妈妈，好漂亮啊!……再见!"最好每次都以相同的词句开头和结尾，这样循环往复，不断强化，效果比较好。

第四，给胎儿讲故事是一项不可缺少的胎教内容。讲故事的时候，既要避免高声尖气的喊叫，又要防止平淡乏味的照本宣科，而是应该采取一个感到舒服的姿势，亲切柔和，注意力集中，有声有色，娓娓动听地述说。内容可以由母亲任意发挥，讲随意编就的故事，也可以读故事书，最好是图文并茂的儿童读物，还可以给胎儿朗读一些儿歌、散文等等。内容不应过长，宜有趣，切忌引起恐惧和悲伤。除此之外，还可给胎儿朗读一些轻快活泼的儿歌、诗歌、散文以及顺口溜等。

第五，妊娠中期是胎儿处于相对安定的时期，在这个时期，孕妇不管是在外出散步、买东西的时候，还是在郊游、参观的时候，都要善于与周围的人微笑相处。只有这样，才会捕捉到生活中不少充满乐趣的新课题，以便富有情感、绘声绘色、自言自语地对胎儿讲授。人们生活中的友善相处、居住的环境、维持社会机构的机关和设备、自然界不同季节的变化、动物的生态情况等，都是母亲对胎儿讲述的内容，使胎儿对自己将要降临的人间有所了解。

第六，音乐胎教是必不可少的，但是一定选择适合胎儿喜听的乐曲，才能起到良好的效果，所以孕妇最好欣赏一些名曲和轻音乐来进行胎教。音乐的曲调、节奏、旋律、响度不同，对人体可产生不同程度的情感和理性共鸣。《二泉映月》、《渔舟唱晚》、《仲夏之梦》等既轻盈灵巧又安详柔和的曲子，可以起到催眠的作用；《春江花月夜》、《平沙落雁》等柔和平缓、充满诗情画意的曲子可以起到镇静的作用；《喜洋洋》、《春天来了》、《春之声圆舞曲》等乐曲可以使人联想到春天，使人解除忧郁；《假日的海滩》、《锦上添花》、《矫健的步伐》等乐曲清丽柔美，抒情明朗，可以起到消除疲劳的效果；《娱乐升平》、《步步高》、《狂欢》、《金蛇狂舞》等乐曲曲调激昂，旋律变动较快，具有引人向上的作用；而《花好月圆》、《欢乐舞曲》等乐曲则可以促进食欲等。市场上有专门供调教用的音乐磁带、光盘出售，孕期父母不妨从中选用。但是无论如何都不能选择节奏太强、太过刺激的音乐。

在音乐胎教的过程中，还要注意不同时期有不同的选择。在怀孕前期，孕妇的妊娠反应比较明显，容易忧郁和疲劳，所以在这个时期最好选择轻松愉快、诙谐有趣、优美动听的音乐。到了孕中期，胎教的音乐应该更为丰富一些。除了孕早期的乐曲以外，孕妇还可以选取《B调小调第一钢琴协奏曲》及《喜洋洋》、《春天来了》等乐曲，尤其是柴科夫斯基的《B调小调第一钢琴协奏曲》，以新颖明晰的素材，表达了对光明的向往和对生活的热爱，曲调中充满了青春与温暖的气息。准妈妈听到这美好的音乐，可以真正感受到生活的美好。当腹内的胎儿接受了准妈妈美好的心理信息以后，也会与准妈妈产生同感。到了孕晚期，准妈妈因为很快就要分娩，心理上难免有些紧张，再加上这时胎儿已逐渐发育成熟，这时应选择既柔和而又充满希望的乐曲。

除此之外，准妈妈如果能亲自给胎儿唱一些儿歌，那就更好了。母亲给胎儿亲自唱歌，一方面可以使母亲在自己歌声中陶冶情操，获得良好的胎教心境；另一方面母亲唱歌时产生的物理振动，和谐而又愉快，可以使胎儿从中得到感情上和感觉上的双重满足。

第七，胎儿的视觉能力发育较晚，到7个月的时候视网膜才有感光功能，所以这个时候准父母不能忽视光照胎教。到怀孕36周的时候，当胎儿醒觉（胎动）时，可以用手电筒的微光一闪一灭地照射准妈妈腹部，以训练胎儿昼夜节律，促进胎儿视觉功能及脑的健康发育。光照胎教可选择在每天早晨起床前与每晚看完电视台播放的新闻联播及天气预报之后进行，以便日后养成孩子早起床，早学习的好习惯。

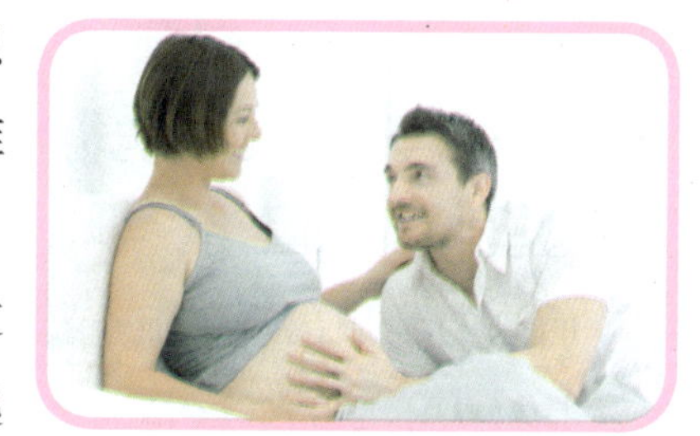

当然，胎教不只是孕妇的事情，也需要丈夫的参与。做丈夫的首先要帮助妻子主持家务，减轻其体力劳动，安排好妻子的饮食，注意合理的营养；其次，要稳定孕妇的情绪，使其在温馨的环境中，保持精神愉快；最后，在进行抚摸、语言、对话、音乐等胎教过程中，父亲也最好参与进来，这既是一种父爱的表现，又能拉近父亲和孩子的距离，也能加强夫妻之间的感情，更有利于孩子形成良好先天性格。

保胎需要理性

自从胎儿在子宫内安家落户以后，相信父母都盼望着宝宝出生的那一天。但是现实中总是会出现这样或那样的问题，使胎儿不能顺利降生。面对这种情况，孕妇和家人就要敢于直面现实，切不可不顾实际而盲目地保胎。

绝大多数孕妇都有早孕反应，但这对生活工作的影响并不大，只要调节饮食，注意起居，到妊娠12周左右的时候自然会消失。但是也有的孕妇早孕反应太过剧烈，出现不能进食、水，频繁剧吐，吐物除食物、黏液外，还可有胆汁和咖啡色白样物（证明有胃黏膜出血），孕妇明显消瘦、尿少的症状。出现这种情况，应及早到医院检查。如果出现血压降低，心率加快，伴有黄疸和体温上升，甚至出现脉细、嗜睡和昏迷等一系列危重症状时，即不宜强求保胎，应及时住院终止妊娠。因为在这种情况下会出生体质不良的新生儿，甚至是畸形儿。

而有的孕妇出现了流产征兆，就立即采取保胎措施，其实这种做法是极为不妥的。这是因为：

第一，造成流产的原因错综复杂，其中孕卵异常是早期流产的主要原因之一。也就是说，夫妻某一方的精子或卵子有缺陷，与对方的生殖细胞结合后形成异常孕卵，这种异常孕卵在子宫内不能发育成熟，绝大多数在早期死亡而流产。此种流产无法保胎，而且也没有必要保胎。而且随着优生学和遗传研究的发展，我们发现流产是一种非常重要的、自然的生殖选择功能。经过这种自然选择，使95%的染色体异常胎儿在怀孕28周以前流产而自然淘汰，避免了异常胎儿的出生，保证了胎儿的优生。所以有时流产并非坏事，而是一种好事。因此，如果出现流产征兆，孕妇不要先急于保胎，如果要保胎，应先请医生做有关检查后再决定是否应该保胎。

第二，如果流产不是孕卵异常所造成，而是由于孕妇存在着影响胎儿生长发育的不良因素，如生殖器官的疾病和子宫严重畸形等，流产常常也是不可避免的，即使保胎也保不住。所以，对此类流产进行保胎也是没有意义的。

第三，有一部分人的流产是由于在妊娠期间患了流感，肝炎，肺炎，心脏病，严重贫血等急、慢性疾病。这种情况应该根据孕妇的恢复情况来确定是否保胎。如果孕妇的病情比较严重，而且又在治疗的过程中使用了大量的对胎儿有影响的药物，这就不能盲目保胎了，以免顾此失彼，影响母子健康。

第四，怀孕后如果有多次阴道流血，在排除其他原因后，要考虑可能是流产。因为怀孕后阴道流血意味着怀孕子宫内的绒毛蜕膜分离，血窦（血管）开放而有出血或是胚胎死亡，底蜕膜的海绵层出血。这种情况下是不应再保胎的。

孕妇在怀孕28周以后，如果出现不宜保胎的情况，就应该立即进行引产，而不能不顾自身身体状况，不考虑将来婴儿是否畸形，盲目反对引产，强行保胎，否则就会造成更坏的结果。一般情况下，有以下情况的孕妇必须引产。

第一，孕妇患重度妊娠高血压综合征。这种病症多发生在孕中期和孕后期，孕妇全身小血管收缩，出现血压升高、头痛、头晕、蛋白尿、下肢水肿。如果经过治疗后病情仍然没有好转，孕妇选择继续妊娠的话就很容易发生抽搐（子痫），或胎盘与子宫壁在胎儿分娩前分离（称之胎盘早剥），从而引起子宫内大出血，发生胎儿缺氧窒息，甚至有胎儿死在宫内的危险。所以，在这种情况下就应该及时引产，一旦胎儿娩出，病因就去除。

第二，患慢性肾炎。妊娠后加重肾脏负担，孕妇出现脸面浮肿，从体内排出大量蛋白，使胎儿在宫内生长迟缓，胎儿比正常孕月的胎儿小。妊娠后期，如果肾炎症状不能得以控制，并有加重的趋势，在胎儿可能存活时，应积极引产。

第三，妊娠合并羊水过多。在怀孕期间，孕妇的子宫底会急骤升高从而压迫孕妇的胃，甚至使心脏移位，常使孕妇感到心悸、憋气，不能平卧，影响睡眠和饮食。如确诊胎儿畸形（羊水过多常并发胎儿畸形），应立即终止妊娠，进行引产以减轻母体负担。

第四，胎死宫内。如果孕妇发现胎动消失，经医生检查诊断胎死宫内者，应引产及早排出死胎。

第五，孕妇患有糖尿病或其他疾病。孕妇患病继续妊娠对母婴不利，而宫颈已具备分娩条件的，可用引产终止妊娠。

第六，发现胎儿有严重畸形，胎儿不能生存者应及早引产。

总之，引产的目的是为了母子健康而采取的积极措施，不要盲目反对。

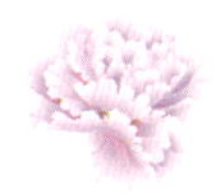

第四章　先天遗传的秘密

遗传性疾病与预防

遗传性疾病是指生殖细胞或受精卵的遗传物质（染色体和基因）发生突变或畸变所造成的疾病。遗传病有以下的特点：它的致病基因可以传递给后代，并发育成有遗传病的个体，它表现为垂直分布，且有家族性。

有的遗传病在出生的时候就表现了出来，先天愚型、多指、并指等都是这种类型。但是也有一些遗传病在孩子出生后生长发育到某个阶段才表现出来，如遗传性小脑性运动失调，一般到35岁左右才发病。另外，遗传病的致病基因与环境因素也有一定关系，在所有人群中，一些人有致遗传病素质，但并不一定都表现出遗传病，而是在不利环境中，有致遗传病基础的人才表现出遗传病来。

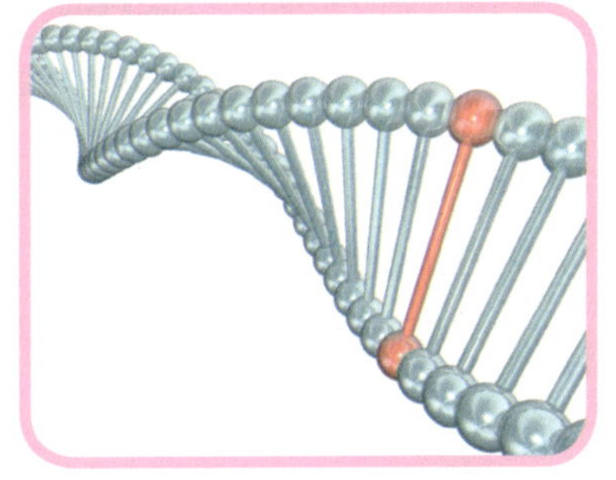

遗传病不完全等同于先天性疾病，尽管大多数所谓先天性疾病实际就是遗传病或与遗传因素有关的疾病，但一些先天性疾病如因母亲用药引起的畸形并不是遗传病。遗传病也应与家族性疾病相区别，后者是指某种表现出家族聚集现象的疾病，即家庭成员中不止一人罹患。当然，许多遗传病常见家族聚集现象，但也有不少遗传病并无家族史。相反，有家族聚集现象者并不一定是遗传病，如麻风病、肝炎等。

如果生出来的孩子患有遗传性疾病，不但会给家庭带来不幸，给孩子带来终身痛苦，还会把这些疾病再传给下一代。尽管有些如苯丙酮尿症、半乳糖血症之类的遗传病能够得到治疗，但是还有相当多的遗传病到现在为止还没有有效的治疗方法，因此预防遗传病就成了重点。为控制和减少各种遗传病的发生，应注意以下几点：

第一，避免近亲结婚。近亲结婚会增加一些遗传病的发生率。肝豆状核变性病人，非近亲结婚后代中的发病率为1／400万，而在表兄妹结婚的后代发病率为1／64。近亲婚配所生子女智力差的比非近亲结婚的高38倍。我国婚姻法禁止近亲结婚，就是从预防遗传病的角度出发的。

第二，从优生优育的角度来讲，要避免高龄生育，尤其女性生育年龄不宜超过35岁。

第三，做好遗传咨询。人体内有5万～10万个基因，这些基因是从父母那里遗传下来的，它在我们未来的健康中起着关键作用。一旦基因在数目和结构上发生异常，就会导致胎儿先天畸形。遗传疾病可由基因（显性遗传、隐性遗传或性连锁遗传）、染色体异常及多因素遗传三种原因之一而形成。遗传性疾病也可以代代相传，如不加以控制，将势必把缺陷和疾病进行扩散，影响下一代身体素质的提高。所以，为了能够生育一个健康、聪明、活泼的孩子，打算生育的夫妻应该做好遗传咨询。其中，有以下情况者孕前或妊娠后应及早进行咨询：年龄在35岁以上的孕妇；曾生过无脑儿、脊柱裂或其他畸形胎儿的妇女；习惯性流产、多次胎死宫内的妇女；家族中有先天性代谢性疾病的患者，或孕妇本人曾生育过代谢性疾病患儿；夫妇双方均为同一种地中海贫血患者；怀孕早期曾患过风疹、巨细胞病毒、带状疱疹等病毒感染的孕妇；近亲结婚者必须进行遗传咨询。

第四，做好产前诊断。经过遗传咨询后，对一些有指征的孕妇做胎儿产前诊断，以了解有无先天性或遗传性疾病。产前诊断适应征的选择原则，一是有高风险而危害较大的遗传病；二是目前已有归该病进行产前诊断的手段。这里有几种主要的产前诊断的方法。

超声波检查是一项简便的对母体无痛无损伤的产前诊断方法。B型超声波应用最广，利用超声波能作出的产前诊断或排除性诊断。此外，还可以直接对胎心和胎动进行动态观察，还可以作摄像记录分析，亦可作胎盘定位，选择羊膜穿刺部位，可以引导胎儿镜操作，采集绒毛和脐带血标本供实验室检查。

胎儿镜。胎儿镜又称羊膜腔镜或宫腔镜，能直接观察胎儿，一般在怀孕15～21周进行操作。主要用于胎儿血的取样、活检和产前诊断。利用皮肤活检可以诊断出8种以上遗传性皮肤病。

羊膜穿刺术又称羊水取样。抽取羊水的最佳时间是16～20周。羊水中有胎儿脱落细胞，经体外培养后，可以进行染色体分析和提取DNA作基因分析。

绒毛吸取术。绒毛可经宫颈部取样，最好在B超监视下进行。

脐带穿刺术。经母体抽取胎儿脐静脉血，在B超引导下进行。在一些情况下可以代替基因分析。

孕妇外周血分离胎儿细胞。这是一项非创伤性产前诊断技术。

植入前诊断。植入前诊断是利用微操作技术和DNA扩增技术对胚泡植入前进行检测。目前，这一方法成功的仅有数例，操作难度大，但前景诱人。

第四，及时终止妊娠。在产前诊断中发现孕妇或胎儿患有严重疾病时，应终止妊娠，防止有严重疾病的胎儿出生。

第五，凡患有一定能导致或有很大可能导致其后代发生先天性疾病者，均应避免生育。这些病包括：先天愚型、智力低下、遗传性精神病及显著的遗传性躯体疾患，如舞蹈病、肌紧张病和白化病等。

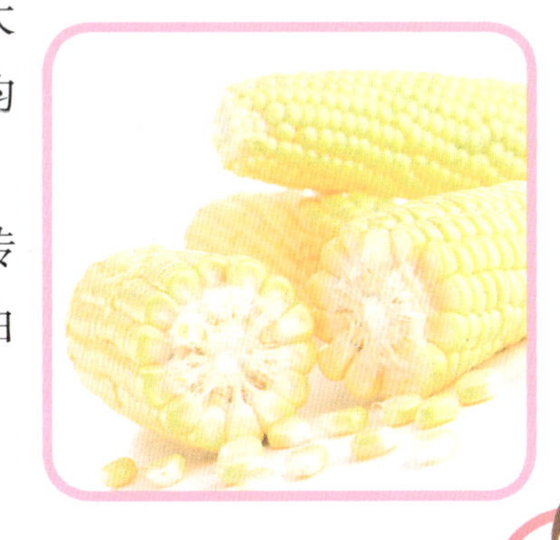

关于孩子的10种遗传性疾病

有的人患有某种疾病，不但会影响到自己的生活，而且还有可能遗传给下一代。下面，就为大家介绍一些与孩子有关的10种遗传性疾病。

如果夫妇二人中有一人患有过敏，孩子得过敏的概率可达48%；如果二人都有过敏史，孩子得病的概率可上升到70%。孩子并不一定和父母一样因同一种物质而过敏，但我们可从中得到一些启示。

在婴儿期食物过敏表现的症状为皮疹、腹泻、哮喘、呕吐或是鼻子充血。牛奶、鸡蛋、海鲜、玉米、坚果、大豆和小麦是最常见的容易引发过敏的食物。将这些食物排除在孩子的日常食谱之外，坚持几年可以使三分之一的患过敏孩子减轻不良反应，在此之后，再吃此类食物则无大碍。然而，孩子对海鲜、坚果、贝壳类动物的过敏反应并不大可能会随着年龄的增长而减轻、消失，所以，最好永远不要让孩子碰此类食物。

流涕的鼻子、不停地打喷嚏和流泪的眼睛都是由于不断接触、吸入了花粉、灰尘、霉菌等物质而引起的过敏反应，这经常发生在二岁以上的孩子身上。一旦孩子出现这些症状，家长就应该意识到所谓的“感冒”有可能是过敏。

如果夫妇二人中有一人患有哮喘，孩子得哮喘的概率有25%；如果二人都有哮喘史，孩子得病的可能性会上升到50%。

如果夫妇二人中有一人患有Ⅰ型（胰岛素依赖型）糖尿病，孩子得此种糖尿病的概率有5%；如果二人都有Ⅰ型糖尿病，并且两人都继承了MHC基因，孩子得病的危险性上升到20%。Ⅰ型糖尿病也同样有家族遗传史，因为肥胖的基因组合是很难克服的。

鳞片状、发痒的湿疹是有家族遗传史的，在此类家庭中的孩子会有10%到20%受到影响，特别有可能发生在那些有过敏或是哮喘倾向的孩子身上。

如果母亲患有偏头痛，孩子得此病的概率有50%；如果夫妇二人都是偏头痛患者，那么可能性增加到75%。

近来的一项调查发现，一个家中有直系亲属如父母、兄弟姐妹患过敏性肠胃综合征的成年人，得此病的概率是那些无家族史的2.3倍。

父母若有尿道感染史，则女孩得此病的机会比男孩要稍微大一点。女孩可能会遗传了较短的尿道，或是敞开的膀胱，这些对于刺激物都相当敏感。

注意力不集中的孩子，至少父母中有一人也得过此症。它的一般表现症状为孩子不能集中思想或是安静地坐着，非常冲动，有捣乱行为，并且这些行为不仅仅限于家里或是学校。

如果父母有抑郁症史的，则孩子得此病的机会是普通孩子的3倍。

父母中有一人患厌食症的，孩子得病的概率是其他孩子的12倍，父母中有一人患嗜食症的，孩子得病的概率是其他孩子的4倍。

先天性脊柱裂与遗传

在现实生活中，我们常常可以看到这样一种现象：夫妻两个在殷切地期盼中终于迎来了孩子的降生，可是孩子一出生，却痛苦地发现孩子竟然患有先天性脊柱裂。面对这样一个小生命，养育起来费事，放弃又舍不得，真是让人左右为难而又痛苦。

先天性脊椎裂是一种先天性遗传疾病，在各种先天性疾病中非常常见，男女患病比例约为1：115，但是其发病的原因至今还没有一个完整确切的答案。在正常情况下，当胚胎发育到3～4周的时候，胚胎的背侧会出现神经沟，神经沟关闭后形成神经管，然后向头侧发育成脑，向尾侧发育成脊髓。中胚层形成的脊索，发展成头颅和脊柱。椎体两侧的椎弓向背侧发育，融合成椎管。如果发育过程中出现障碍，两侧椎弓在背侧未愈合，即形成脊椎裂。一般来说，腰骶部脊柱裂较常见。据某医科大学附院的统计，在195例脊柱裂患儿中，颈段占15%，上胸段占56%，下胸段占66%，腰段占34%，腰骶段占30%，骶段占19%，尾段占15%。

患脊柱裂的孩子出生后，可见脊膜囊肿和脊膜膨出。可在孩子的背部看见局部隆起，表面皮肤可呈完整状态，也可呈皮肤破损，皮肤呈淡蓝色。皮肤完整者往往皮下脂肪组织增生，或同时存在脂肪瘤。个别患儿在隐裂处皮肤有色素沉着或毛发增多。这类患儿在哭闹或咳嗽时，其脊膜膨出处有冲动感。除此之外，尚有相应的神经功能障碍，如大小便失禁，下肢麻痹等。这种患儿常同时伴有不同程度的脑积水。患脊髓外翻的患儿，出生时即见到相应的脊柱处有外翻的灰白色的神经组织及大量的脑脊液渗出，病灶部位以下的神经功能丧失，且多伴有其他系统先天性畸形，患儿多在出生后不久因感染而死亡。

脊柱裂患者有明显的家族遗传史。有人调查过722个患脊柱裂的家庭中的1256名成员，结果发现有85人（8.6%）有中枢神经系统畸形，说明此病有遗传性。隐性脊柱裂无明显症状者，无须治疗。神经症状明显者应考虑手术。而要想预防这种疾病，青年男女在准备结婚的时候，最好先进行婚检，有家族遗传史的人应慎要孩子。一旦想要孩子，在怀孕期间应在专科医院进行孕期检查，当确诊怀了这种病胎后，应认真考虑胎儿的取舍。

传男不传女的疾病

现在，人们已知的遗传性疾病大概有3000多种，但是其中却有250多种只发生在男性身上，女性很少甚至不会患上这些疾病。那么，这到底是为什么呢？这还要从男女的染色体说起。

人体细胞中有23对染色体，其中有1对（2条）是决定性别的性染色体，女性为XX，男性为XY。染色体上携带决定人体各种性状的基因5万多个。如果基因发生变异，便可发生疾病，并能遗传给后代。如果致病基因在性染色体上，则会出现伴性遗传。致病基因在X染色体，即叫X–连锁或X–性连遗传病。只要一条X染色体携有致病基因就可发病的称为X–连锁显性遗传病，这种病很少，男女均可发病。只有两条X染色体上的同一位置都是致病基因才发病的称作X–连锁隐性遗传病，这种病比较常见。由于女性很难碰到两条染色体同一位置都有致病的情况，一条X染色体致病基因往往可被另一条X染色体上的正常基因所掩盖，所以常常表现不出症状，却是致病基因的携带者与传递者。男性则不同，只有一条X染色体，若其上有致病基因，就没有相应的正常基因可掩盖，因而发病。通常若母亲是致病基因的携带者，父亲正常，则儿子中有二分之一可能是患者，女儿中有二分之一可能是致病基因携带者。这就是有些病只遗传给男性的原因。这些只遗传给男性的疾病很多，比较常见的有以下几种：

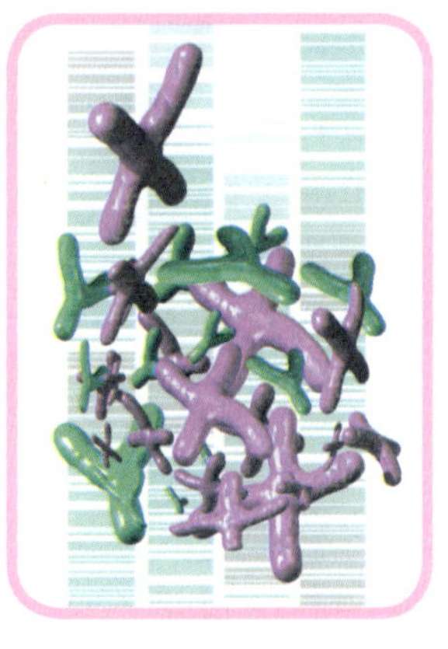

血友病。因出血不止而死亡的男孩即为血友病患者，在这种病人的血液中缺乏一种重要的凝血因子——抗血友病球蛋白，当由于各种原因而造成创伤出血时，病人的血液无法凝固，从而会使病人最终因为出血过多

而死亡。不过令人欣慰的是，现在这种蛋白质可大量供应，从而大大减少了死亡率。

假肥大型进行性肌营养不良症。这种病大多在4岁左右发病，一般不超过7岁。其症状表现为：大腿肌肉萎缩，小腿变粗而无力，走路姿态似鸭子，几年后逐渐瘫痪。这种病人大多会在20岁左右死亡，并且目前尚无有效的治疗方法。

脆性X染色体患者。这些患者都是低智能男性。外表特征是：前额和下颏突出，鼻及鼻唇沟偏长；大的“招风耳”，手足都偏于粗大。巨睾是患者的另一重要体征。75%患者智力呈中度低下，智商为50～70；25%为严重低下，智商低于50。

红绿色盲。由于这种病不会危及生命，故夫妻双方同时带有致病基因的可能性就多一些。这样，下一代女性就有从父母各获一条带致病基因的X染色体的可能性，因而可表现出症状。但根据统计资料，男性发病率是女性的14倍。这种病可影响青年对职业与专业的选择。

先天性无丙种球蛋白症、遗传性耳聋、遗传性视神经萎缩等，也都是X-连锁隐性遗传病。总之，目前尚缺乏对这类疾病的特效治疗方法，只能立足于预防，坚决杜绝近亲结婚。凡有这类遗传病家族史或生育过患病子女的妇女，再次怀孕一定要做产前诊断，一般只保留女胎，以防患儿出生给家庭和社会带来负担。当前，国外已可进行胎儿宫内诊断，从而可保留未患遗传病的男胎。有遗传病家族史的青年，结婚前应去遗传咨询门诊检查。

生过病残儿夫妇的再孕

曾有一对夫妇生过一个病残儿，两年后妻子又怀孕了。夫妻二人的心情很是不稳定，担心第二个孩子仍然是病残儿，于是在医院进行产前检查的时候，问医生他们能否再生育。其实要想弄明白这个问题，首先要搞清楚导致病残儿的是否来源于遗传，再发的可能性有多大，然后再确定能否生第二胎。

无脑儿和脊柱裂是最常见的一种胎儿畸形，娩出的胎儿若没有头盖骨，则脑组织暴露，脑部发育极为原始，称为无脑儿。胎儿背脊部位长一个大瘤子样的东西，表面有脑脊液渗出，称为脊柱裂。这是由于胚胎的神经系统发育异常引起的。据临床资料统计，生过一个这类畸形儿的妇女，下次再生这种畸形儿的概率是5%；如生过两次这种畸胎，则再生这种畸胎的概率上升到13%，可见本病与遗传有关。但实际上每年分娩这类畸形儿的产妇中，90%并无胎儿神经管缺陷的家族史，所以本病除遗传因素外，还由多种因素造成。大约50%怀这类胎儿的孕妇会发生自然流产，因此，多数人主张对先兆流产，不必采取过分积极的保胎治疗措施。

生育过脊柱裂孩子的妇女，可在再次怀孕4个月时做产前检查。用放射免疫法测定孕妇血清和羊水中的甲胎蛋白的含量，及羊水内乙酰胆碱酯酶的测定、B型超声波检查、X线检查等，可对无脑儿、脊柱裂胎儿及早做出诊断。对确诊明确的孕妇，应及早终止妊娠。

总之，生过无脑儿、脊柱裂的妇女，她们下次妊娠分娩的孩子，80%~90%以上将是正常的，但要认真做好产前遗传咨询工作和产前诊断，才会得到一个健康的孩子。

软骨发育不全、成骨不全、腓骨肌萎缩、视网膜母细胞瘤、原发性癫痫病、唇裂伴腭裂等均为常染色体显性遗传病。生育过病残儿的父母一方有这种病，后代发病率高达50%，不宜生第二胎。若病残儿父母均正常，病残儿是由于突变发生的，可考虑生第二胎。

恶性近视、先天性聋哑、视网膜色素变性、先天性青光眼、白化病、家族性痴呆、先天性全色盲、肝脑肾综合征、垂体性侏儒、先天性肌弛缓、小头畸形、苯丙酮尿症、半乳糖血症等均系常染色体隐性遗传病，即使父母外表正常，也都是致病基因携带者，每胎有25%的发病机会，同样不能生第二胎。在有条件的地区，苯丙酮尿症、半乳糖血症的孕妇可以考虑生第二胎，但生后必须做实验检查，如是病儿，应及时治疗。

先天愚型、13–三体综合征、18–三体综合征等是染色体疾病。若病儿父母之一是易位携带者，再发风险高，不允许生第二胎。若病儿父母同时做染色体检查，正常时可生第二胎，但怀孕后16周必须做产前检查，正常儿保留，病儿施行流产术。

假肥大型进行性营养不良、血友病属于隐性传染病，因发病有显著的性别差别，孕后应该做性别鉴定，女胎保留，男胎流产。

抗维生素D性佝偻病，遗传性肾炎属于显性遗传病，如果病儿的二级亲属均无病，可能是突变所致，可以考虑生第二胎；若病儿母亲有病，子女各有50%的发病机会，应禁止生第二胎。

生男生女的秘密

妇女怀孕以后，除了关心胎儿的生长发育状况之外，人们还会对胎儿的性别产生好奇。这种现象古来有之，据说在3300多年前的古埃及，每当女子怀孕，家里的人就要准备两只口袋，一只装大麦，一只装小麦。每天还要用孕妇的尿将两袋麦子浸一浸，并相信小麦先发芽为男孩，大麦先发芽为女孩。但是有人对此做过实验，据说证实了孕妇尿液对麦子发芽的促进作用，却没有发现与男胎、女胎有什么关系。不过，随着科学的发展，人们已经逐渐地掌握了胎儿性别鉴定的方法。

1949年，一位加拿大学者在英国《自然》杂志上发表了一篇论文，宣称在雌猫神经细胞核内经常可以看到一个染色较深的小体，而雄猫细胞核内则看不到这种小体。1951年，科学家巴尔又通过进一步研究，提出这种小体是细胞核内的染色质，因为它是雌性的标志，又称为性染色质。这一发现很快被各国科学家证实。目前知道性染色质并非雌猫所特有，而为许多雌性动物的细胞所共有，这是鉴别雌雄的有力证据，人类也不例外。

到了20世纪70年代，国外科学家又发现，若用一种叫氮芥喹吖因的荧光染料染色，则在分裂间期的男性细胞核内可以看见一种为女性细胞核所没有的小体，因为它能发光，所以叫荧光小体，它是核内染色质，是男性的标志。为了避免混乱，把原来的性染色质称为X染色质，而把荧光小体称为Y染色质。随着X小体和Y小体的相继发现，胎儿性别的鉴定终于有了比较可靠的方法。研究证明，孕妇的羊水中虽然同时存在胎儿和母体的两种细胞，但主要还是胎儿的细胞。若在妊娠中期（3个月以后）抽取一定量的羊水，就可以做出胎儿性别的鉴定。单独检查X小体预测的准确率可达90%以上。若同时检查两种小体，其准确率还能提高。检查后，若羊水细胞的性染色体组成全部为XX，就可确定为女胎；若发现性染色体组成为XY，就可以确定为男胎。

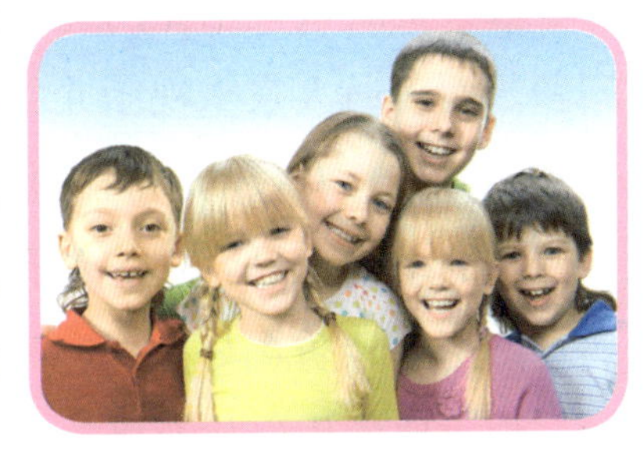

随着医学科技的不断发展，现代人还可以应用超声技术和其他技术手段鉴别胎儿的性别。由于一些人受重男轻女、传宗接代思想的影响，往往利用这些技术鉴别胎儿的性别，是男的就留下，是女的就流产，结果造成了男女比例的严重失调。据2004年的一项社会调查证实，正常的男女比例应该为100：105；而现在的男女比例已经为130：100。这种男女性别的严重失调，不但影响了民族的正常繁衍，也带来了许多社会问题，例如，许多成熟男性找不到妻子，促使强奸、拐卖妇女案件的持续上升，给社会治安带来了严重危害。为此，我国在2005年讨论的妇女权益保障法修正案草案中规定："禁止利用超声技术和其他技术手段进行非医学需要的胎儿性别鉴定或者进行非医学需要的选择性别的人工终止妊娠。"因此，准父母应该以平常的心态对待腹中胎儿的性别，而不应该触犯法律去想方设法弄清胎儿的性别，然后按性别进行取舍。这不但不利于社会的安定，也会危害母婴健康的权益。

皇家贵族重视胎儿的性别，常常是因为这涉及皇权爵位的继承问题。而普通人家重视胎儿的性别，主要还是受重男轻女、传宗接代和对男孩、女孩的不同偏爱的影响。其实，这些都可能是预测胎儿性别的动机。最合理的和有利于民族的动机是遵循人口出生性别的自然法则，防止与性别有关的遗传性异常胎儿的出生，并把此作为一项重要的优生优育措施。所以，不管腹中的胎儿是男还是女，孩子都是自己的骨肉，都是家庭的希望，祖国的未来。让女孩和男孩一样，在父母慈祥的关爱中，幸福地成长吧！

孩子身高与父母遗传

现在有不少人找对象的时候，都想找一个个子比较高的对象，因为父母的身高对子女的高矮很有影响，甚至起决定性的作用，这是遗传决定的。所以，这些人在找对象的时候，首先考虑的是高个子的人，以便孕育出一个高个子的孩子。

那么，孩子的身高受父母哪些遗传因素的影响呢？

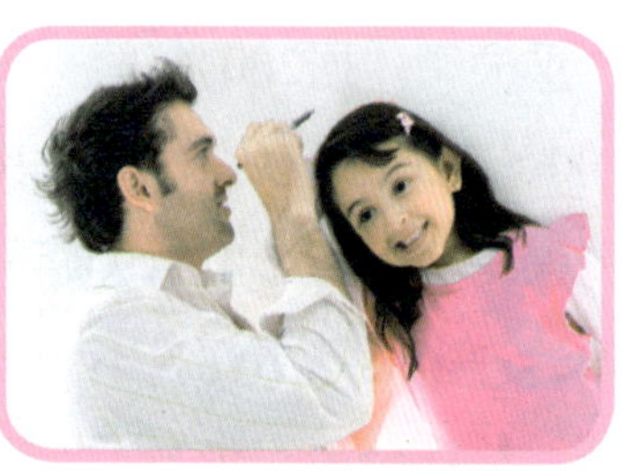

一般来说，父母双方都是高个子，其子女也相应要高一些；父母都是矮个子，其子女一般来说也是矮个子；如果父母一方高，一方矮，其子女也往往是个高个子。的确，高个子与高个子结合

后很容易生出高个子的孩子，矮个子与矮个子结合后很容易生出矮个子的孩子，这是身高遗传的法则。根据这个法则，依照父母的身高，我们可以利用数学模式推论出子女身高。男孩的身高（用厘米表示）=（父亲身高+母亲身高）×1.08÷2；女孩的身高（用厘米表示）=（父亲身高×0.923+母亲身高）÷2。当然这仅是个数学模式。大多数人用这个公式推论身高是有参考价值的，而少数不一定是这样。

英国生物学家盖尔顿在研究父母身高与子女身高的关系中，发现了这样一个有趣的现象：身材特别高的父母，其子女虽然比一般人的后代高一些，但不是特别高。而那些特别高的孩子，往往是身体中等稍偏高的父母生的。同样身材矮的父母，他们生下的孩子一般要矮一些，但不是最矮。而身材最矮的孩子，往往是中等偏矮的父母生的。盖尔顿把这种现象称为“身高数值从一个极端向另一个极端回归”。意思是父母均为高身材，其子女不一定特别高，而是向矮的方向回归；父母均是矮个子，其子女不一定很矮，而是向高的方向回归。盖尔顿的发现，向我们做了这样的提示：高高相配，子女不会无限高；矮矮结合，子女不会无限矮。这个提示是有道理的，否则一个民族的后代很可能向最高或最矮的方向发展。当然，并不否认正常身高人的后代所构成的庞大的正常身高人口的数字，他们在一定程度上也限制了人类的后代向两个极端身高发展的可能。

奥地利遗传学家孟德尔通过长期的大量试验表明：母亲在身高的遗传中起着重要的作用。一般来说，母亲高，父亲矮，其子女往往是高个子，至少不是矮身材。而父亲高，母亲矮，其子女只能是中等身材，甚至会有矮个头子女。假若父亲身材中等，母亲个头矮，其子女几乎全是矮个子。

对于一个民族来说，应该是以中等身材为主体，身材过高过矮都不好。为了实现民族人口身材高矮均衡化，医学家和遗传学家建议：在选择配偶时，高个子的男子或女子，可以找一个稍矮的对象，特别是身高一米七八的姑娘，即便找一个身材矮一些的对象，其子女仍会是高个子。而身材偏矮的男子，最好找一个稍高一些的女子做配偶，这样，其子女会是中等偏上的身材，如果人人都这样选择配偶，整个民族人口的身材必然向均衡方向发展。当然，尽管遗传因素是重要的，但后天因素也不能忽视，例如环境条件、体育锻炼、营养因素等，这些对孩子的身高发育也有很重要的影响。

孩子视力与遗传的关系

近视是我国人群中患病率较高的眼科疾病，在城市的发病率高达30%以上，给我们的日常生活、学习和工作带来了许许多多不方便。因此，有不少患有近视的夫妻担心自己的近视会遗传到下一代。要搞清楚这个问题，就要先弄明白近视是如何产生。

由于近视是由遗传因素和环境因素引起的，调查分析证明，近视眼约65%是由遗传决定，35%是由环境所决定的，所以我们可以肯定地说，近视能遗传给下一代。

近视一般可分为病理性近视和生理性近视。

病理性近视通常指近视程度在300～600度，有的甚至超过600度；有的虽然屈光度不一定很高，但有严重的眼底变性，这些都表现为高度近视。这类近视通过家系的调查证明，基本是一种常染色体隐性遗传病。如父母双方均为高度近视，则所生子女100%高度近视。如父母一方为高度近视，另一方为该有害基因携带者，则后代中近视患病率为50%。如果父母双方都不是高度近视，只是致病基因的携带者，子女的发病率可能是25%。

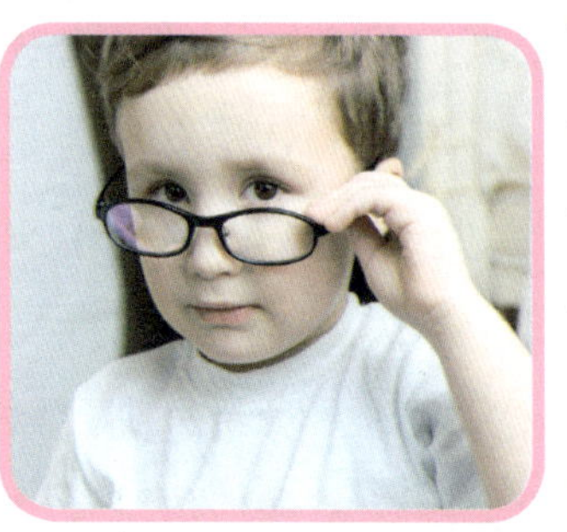

如果父母一方是高度近视，另一方正常，子女是不会出现高度近视的，有可能是致病基因的携带者。

生理性近视是一种比较轻度的近视，近视程度在300度以下，而且多发生在中小学生中，其近视的程度变化也较小，一般到中年后趋于稳定。这种近视受环境影响较大。

遗传的表现型是通过该人所带有的全部基因在一定的环境条件作用下表现出来的，从胎儿、婴儿到成年的过程中，环境始终是造成近视的潜在因素，也就是遗传上的表现型——遗传型+环境。除此以外，如果孕妇缺乏蛋白质和维生素等营养成分，对于胚胎的眼球、巩膜组织的发育有很大的影响。早产也是近视的一个患病因素。双生子近视患病率高达40％以上，显著高于非双生子的患病率。这是因为双生子在胚胎发育期间营养分配给两个胎儿，从而引起营养不良，直接影响眼球和巩膜组织的发育。双生子早产率占40％，早产儿巩膜发育不完善或提前接受过多的氧气，使婴儿的视网膜发生水肿，造成玻璃体容积增加，眼轴拉长，成为近视的患病因素。此外，婴幼儿时期如果拴在面前的玩具过近，常常是患近视的诱发因素。上学期间不规律的生活或看书、写字的不良姿势、过近距离，也可引起眼球长度的变化，而导致近视眼的发生。

尽管我们在前面讲了高度近视可以遗传，但也不必过分担心，因为降低这种遗传病是完全可能的。首先，我们可以教育好孩子注意用眼卫生，学习时的照明度要合适，光线不要太强或太弱；看书时，眼睛和书的距离应保持在30厘米左右；连续看书写字的时间不宜过长，40分钟左右就应休息一会儿；看书写字的姿势应端正，不走路看书或躺着看书；看电视时要注意距离，电视高度应适中，还要做眼保健操和预防疾病及增加营养，保证睡眠时间也很重要。其次，如果是个年轻的男性高度近视患者，将来在选择配偶时，可尽量选择没有近视病的女性，可在一定程度上避免自己身上的有害遗传因素在后代身上表现出来。同时妇女从怀孕起，就应从营养、精神、环境等方面做好胎儿的保健工作。

遗传影响孩子的性格

一个人的性格的形成，会受到多方面的影响。比如，在现实生活中，我们可以看到这样一种情况，我们说某个人“像他父亲一样脾气暴躁”或“像他母亲一样多愁善感”，就说明这个人的性格中的某一特征源于遗传。一般说来，我们都会从每个人的身上过多或过少地看见其父母的影子。

心理遗传学是遗传学中发展最慢的，现在虽然还没有系统化，但可以肯定的是，人的性格特征一部分源于先天遗传，一部分则受到后天各种环境的影响。科学家研究表明，如果从父母一方获得的遗传物质DNA可以确定子女的身体特征，那么它也将会影响到子女的性格中的某些方面。在现实生活中，我们看到某一个人身上所表现出来的或激动、或胆怯、或外向、或内向这些性格表现，都是从父亲或母亲的基因中遗传下来的。

英国剑桥大学曾经做过一个实验，一些学者试图通过对豚鼠大脑刺激的研究来证明子女的性格会受到父母遗传的影响。1984年，他们对一些经过处理的豚鼠胚胎进行实验，使一部分豚鼠的身上只带有雄性基因，另一部分则只含有雌性基因。通过一系列研究观察，他们得到了这样一个结论：母亲的基因对孩子智力的发展起着决定性作用，而父亲的基因则主要影响易感性和情绪。

当然，除了遗传方面的原因，外部环境对一个人的个性的发展也起着极其重要的作用。美国哈佛大学做过一个研究，研究结果表明，儿童大概从两岁起，就在自制力、易感性、外向型等性格方面有了差别。他们在对父母的科学心理测试中，证实了父母和孩子之间的某些相似性，也可以断定存在着某种遗传因素，不过这种断定只能在下列情况下有效：如果这种遗传因素紧密地同孩子存在的环境相关联，如果他的出生易受遗传影响，如果他生活在他的家庭这样的特定环境中。为了证明这个论点，通过实验证明了精神障碍是有遗传性的，但是这种遗传性只有与特定的环境发生联系时才能显示出来。例如，如果父母一方患有一种特殊的神经紧张症，其孩子一定是神经质的；但如果孩子远离他们的父母，那么孩子的神经质会有所抑制。

就像精神疾病有遗传性那样，气质、性格的表现能够在母体怀孕的过程中遗传。随着孩子慢慢长大，在社会生活中接触的范围扩大，他的性格趋向社会性，受环境的影响加深。在现实中，绝大多数人的性格为混合型，性格再开朗的孩子也有内向的时候，而急躁的孩子在处理事情中也会表现冷静的方面。性格开朗的人基本上一生都是性格开朗的，性格内向的人，基本上一辈子性格内向。虽然多数父母希望自己的孩子开朗、活泼，但事实上，哪一种性格都各有利弊，不能完全决定人生。因此，我们要正确地看待每一种性格，不要因为孩子性格内向而担忧，也不要因为孩子太过外向而感到烦心。

智力与先天因素

很多父母都希望自己的孩子智商高，是一个聪明的孩子。其实，孩子的智商大部分要取决于胎儿期大脑的发育状况。

先让我们来看看孩子在胎儿时期的大脑发育过程。女性成功受孕后第20天左右的时候，胚胎中就已经有了大脑原基存在。妊娠到第二个月的时候，大脑里沟回已经有了明显的轮廓。第三个月的时

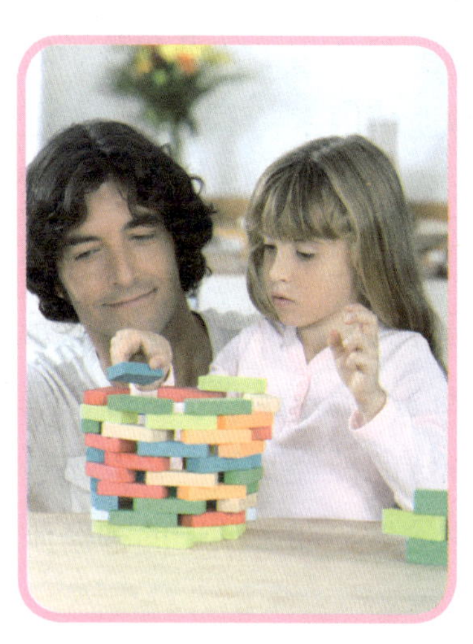

候，脑细胞的发育进入第一个高峰期。第4～5个月的时候，胎儿的脑细胞仍处于迅速发育的高峰阶段，并且偶尔出现记忆痕迹。从第6个月起，胎儿大脑表面开始出现沟回，大脑皮层的层次结构也已经基本定型。第7个月的胎儿大脑中主持知觉和运动的神经已经比较发达，开始具有思维和记忆的能力。第8个月时，胎儿的大脑皮层更为发达，大脑表面的主要沟回也已经完全形成。而且据相关研究，胎儿的脑从妊娠6个月起就已具有140亿个脑细胞，也就是说已经基本具备了一生中所有的脑细胞数量。其后的任务只是在于如何提高大脑细胞的质量，而脑细胞的数量已经无法再增加了。所以，对孩子进行胎教意义很重大。

孩子的智力还受到父母遗传的影响。在正常人群中，遗传对智力的影响是十分明显的，有人认为智力的遗传因素约占60%。古今中外不少超智力的人有家族聚集趋势，遗传因素是个体间智力差异的主要原因，遗传结构完全相同的同卵双生子，即使在不同的环境中长大，其智商仍极为一致。历史上出现过许多高智能结构的家族，如音乐家巴赫家族的8代136人中，有50个男子是著名的音乐家；莫扎特和韦伯家族的几代人中都有著名的音乐家。我国南北朝时著名的科学家祖冲之的儿子祖恒之、孙子祖皓都是机械发明家，又都是著名的天文学家和数学家。智力的这种家族聚集性，一度被认为遗传决定智力的例证。然而，家庭也是智力发展最基本的环境因素，家庭提供了定向教育培养的优势条件。智力的家族聚集性现象，恰恰说明了先天和后天因素对智力发展的作用。

大量的遗传学分析和可信的统计学处理指出：正常人的智力属

多基因遗传。有意思的是，一些遗传性疾病患者或遗传病基因携带者，他们的智力水平高于正常人。例如与遗传有关的高度近视，美国曾对2527名高中生进行研究，发现遗传性近视的学生智力比一般学生高，甚至于在其中大多数还没有形成近视眼时，他们的智商就已经高于其他同学了。目前，对于这些遗传病伴高智商儿的现象尚无科学完备的解释，但它从另一个方面提示了智力与遗传相关。

此外，孩子的智力受到母亲的遗传影响比较大。比如妈妈聪明，生下的孩子大多聪明，如果是个男孩子，就会更聪明。这其中的原因在于，人类与智力有关的基因主要集中在X染色体上。女性有2个X染色体，男性只有1个，所以妈妈的智力在遗传中就占有了更重要的位置。

虽然人的智力会受到遗传因素的控制，但是后天的环境和教育作用同样也起着至关重要的作用。法国著名遗传学家米歇尔·杜依姆也认为："虽然对于大脑细胞神经发育及运转起非常重要作用的某种基因是遗传而来的，但这并不能说明智力完全与遗传有关，因为智力的发展要受到环境的影响。比如母亲怀孕及分娩时的环境以及家庭环境不同，也可能造成儿童在智力发育上的差别，从而导致智商各不相同，而且即使孩子继承了父母某些聪明的特征，这些特征也会因为后天环境的不同而被完全改变。"由此可见，后天的环境决定了遗传潜力的表现。

智力应该是包括语言、认知、判断、计算、逻辑、思维等多种能力的综合性状，某种能力差异不等于其他能力也差，扬长避短方能人尽其才。对于绝大多数人来说，遗传因素决定的潜力是相差不大的关键，我们应当做的是积极创造后天的良好环境，并通过自己的勤奋努力，使每一个人的潜力得到充分发挥。

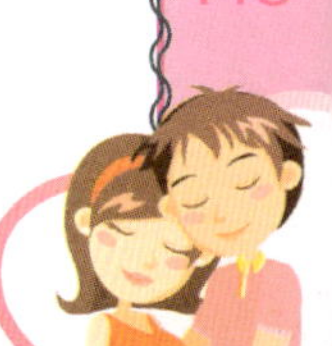

梅毒与“梅毒胎”

有一家妇幼保健医院在给孕妇进行早期孕检查的时候，竟然接连检查出了3个“梅毒胎”。面对这种结果，这3名孕妇痛苦万分，不知该怎么办才好。那么“梅毒胎”是么疾病，为何让这3名孕妇如此伤心？

梅毒是性传播疾病的一种，它是由梅毒螺旋体引起的、主要通过性行为而传播的一种慢性传染病。此病可侵犯身体的各种脏器和组织，早期主要侵犯皮肤和黏膜，晚期除侵犯皮肤和黏膜外，特别容易侵犯心脏和中枢神经系统。梅毒螺旋体的长度为6～15微米，有8～12个整齐而均匀的螺旋。它在体外不易生存，在干燥或高热的环境下均易死亡。一般的消毒水，甚至稀薄的肥皂水也可将其杀灭。

梅毒的传播途径有两种，经由外界传播者称为后天梅毒。于母体内感染者为胎传梅毒。后天梅毒主要是通过性交传播，梅毒螺旋体经由受损的皮肤或黏膜侵入人体而发病。也可通过非性关系，如接吻、输血或接触被梅毒螺旋体污染的器具而传染。胎传梅毒是由患了梅毒的孕妇通过胎盘将梅毒传染给胎儿，主要发生在怀孕4个月后。

一般说来，后天梅毒分为三期。

一期梅毒是指梅毒螺旋体侵入人体后，经过2～4周的潜伏期，螺旋体在侵入的部位增生，引起硬下疳，是梅毒对人体发生的第一个损害。初发时为浸润性丘疹或硬结，表面迅速出现糜烂或潜在性溃疡，多呈圆形或椭圆形，性质坚硬，不痛，边缘整齐，周边呈堤状隆起，周边有暗红色浸润，表面有浆液或轻薄纤维性膜，不易除去，其分泌物内含有大量梅毒螺旋体，是梅毒的重要传染源。硬下疳多见于外生殖器，如冠状沟、龟头，也可见于其他部位。

梅毒进入二期后，患者常有低热、头痛、骨痛、神经痛、四肢酸痛等前驱症状。疹子往往呈疣状或乳头状增殖，融合成片，表面湿润，分泌物为浆液性或浆液脓性，有时臭味很重，其中含有许多梅毒螺旋体，传染性很强。二期梅毒的黏膜损害为出现黏膜白斑，常见于口腔黏膜。初为红斑，后表面糜烂，呈乳白色，大如指盖，有的微隆起，境界清楚，周边有暗红色浸润，数目为1至数个。有的可形成潜在性溃疡。病灶内含有大量的梅毒螺旋体，是重要的传染源之一。其次的损害是出现梅毒性咽炎，若声带受累可出现声音嘶哑。还可见梅毒性秃发，这种秃发无自觉症状，重症者大部分毛发可脱去。梅毒发生于甲沟，可发生甲沟炎。甲沟红肿，甲板可脱落。二期梅毒的骨炎常见于长管骨或头骨，有疼痛的感觉，且以夜间为重。也可出现关节炎、滑膜炎及腱鞘炎。关节炎一般发生于四肢大关节，常对称发生，关节肿大，有持续性疼痛，尤以夜间为甚。还可见全身淋巴结肿大。

三期梅毒一般发生在梅毒感染后4～5年，其发生主要是由于过去治疗不彻底或没治疗。身体衰弱、嗜酒者占患者的30%左右。三期梅毒的特点是病程缓慢，除皮肤黏膜损害外，心血管系统、骨骼以及中枢神经系统均可被伤害。但三期梅毒的病灶里极少有梅毒螺旋体，故其传染性很小。

梅毒严重损害人的身心健康。对其的预防主要是洁身自爱，也要注意防范从其他渠道感染该病。所以当人患有梅毒后，不应再进行性生活，以免感染他人，而患有梅毒的孕妇一定要在妊娠期内进行抗梅毒治疗。当孕妇怀孕后，应重视孕期检查，以便及时发现该病，及时治疗。此外，如果做好婚前检查，也有利于该疾病的防治，以免影响到将来的生育。

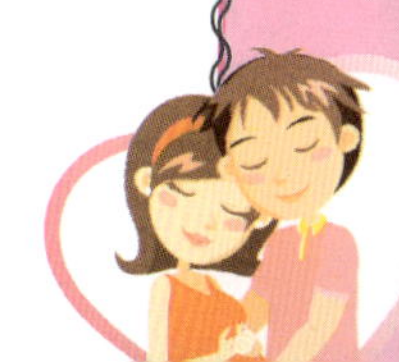

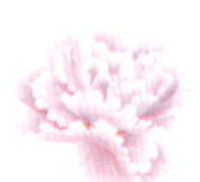

第五章 时刻关注胎儿的变化

孕妇要适应身体的变化

妇女在怀孕以后，身体会发生巨大的变化，而且一直处于持续变化的状态之中。这些变化都是为了给胎儿提供一个良好而稳定的环境，适应胎儿正常发育和以后顺利分娩、哺育婴儿的需要。因此，这些变化是妇女怀孕之后必然会出现的结果。

随着胎儿在子宫中的生长，孕妇的生殖系统会产生巨大的变化。到妊娠末期的时候，子宫的重量会由怀孕之前的50克增至1200克左右，大约是以前的24倍左右；体积由原来的7厘米×5厘米×3厘米增加到35厘米×25厘米×22厘米；容量也扩大至4000～5000毫升，比未孕时增加1000倍。随着子宫的不断增长，子宫内的血管也随之增多，血流量比平时要增加4～6倍。子宫位置逐渐上升，妊娠3个月时可在耻骨上缘摸到，5～6个月时达腹部，9个月时达胸骨剑突之下。孕妇的阴道及盆底组织的血管增多，组织变软，阴道黏膜上皮增厚，阴道分泌物的酸度增加。外阴色素增加，静脉淤血，结缔组织变软，会阴厚而软，弹性增加。妊娠早期，周围血管阻力开始下降，约在妊娠30周时降至最低水平，所以会使动脉压产生变化，一般收缩压维持稳定，而舒张压略有下降。妊娠时，还有心率增快的现象，从妊娠24周至足月时，每分钟增加10～12次。

以上这些变化，尤其是周围血管阻力的降低，会降低孕妇对血流的急剧改变的适应能力，所以心脏病孕妇、产妇会很容易因为不能胜任负担而发生心力衰竭。另外，心脏随着子宫的增大被推向上方，以及心率加速和心搏量加大，使心脏的工作量加大，以致心肌有轻度肥大，听诊时可听到第一心音分裂和心尖第一心音及肺动脉区第二心音亢进，约84%的孕妇可听到第三心音。心前区可听到轻的吹风样收缩期杂音。此外，在妊娠期还易发生期外收缩和室性心动过速和室性早搏等。

孕妇的呼吸器官在妊娠早期就会有所改变，随着子宫的不断增大，横膈被向上推，横膈的活动受到限制。但因胸廓增大，肺活量并不减少。所以，随着孕妇在妊娠期间随着气体交换需要量的增加，呼吸频率就会稍稍增快。

在妊娠初期，孕妇的消化系统方面常出现食欲减退、恶心、呕吐等症状，在妊娠12周就会逐渐消失。而在孕激素的影响下，胃肠道的平滑肌蠕动减低。

妊娠期孕妇的泌尿系统变化较大，这是因为妊娠期不仅母体的代谢产物增加，而且代替胎儿排泄废物，因此，肾脏的负担明显增加。肾脏排蛋白及糖的阈值降低，可产生所谓生理性蛋白尿或糖尿。由于孕激素的影响，输尿管扩张，蠕动减弱，尿液淤滞，易引起肾盂肾炎。妊娠期，由于盆腔内增大的子宫向前压迫膀胱，以及妊娠晚期胎先露下降压迫膀胱，都可使膀胱容量下降，引起尿频。

在孕激素的影响下，骨盆各关节及韧带均略有松弛，耻骨联合可呈轻度分离现象，若过分松弛可引起关节疼痛。由于妊娠子宫的重量使身体重心前移，为了保持身体平衡，孕妇的头和肩向后倾，腰向前挺，所以孕妇很容易腰酸。

妊娠期孕妇的神经系统变化会可出现自主神经功能不稳的状态，可出现头晕、恶心、呕吐，甚至晕倒。嗅觉更加灵敏，还易发生肌肉痉挛、神经痛或麻木感觉等症状。

孕妇的皮肤变化是乳头、外阴、腹中线有色素沉着。额部及脸部有棕色斑点，称为妊娠斑。

这些改变可能与妊娠期肾上腺皮质增生有关。汗腺分泌旺盛，腹壁及乳房的皮肤中弹性纤维断裂而出现裂纹，称为妊娠纹。

为了适应胎儿生长发育及孕妇本身的需要，孕妇的新陈代谢在妊娠期间会产生很大的变化。其特点为同化作用显著增加，异化过程也增加。基础代谢率在妊娠早期略有下降。中期后随着氧的消耗及胎儿活动的增加而逐渐上升。晚期比平时约增长10%，每日需热量10460千焦（2500千卡）。孕妇的体重足月妊娠时平均增加10～12千克，妊娠前半期增加3～4千克，后半期增加6～8千克。临产前胎儿、胎盘、羊水的总重约为5.5千克，这部分在分娩时排出，增重的其余部分则在产后逐渐减轻，约至产后3个月恢复正常。

以上这些只是孕妇自身能感觉到的变化，其实孕妇的身体在妊娠期间的变化还很多。对于这些变化，孕妇应该懂得如何顺利地适应这些变化，以便成功地孕育一个健康如意的孩子。

孕早期母体与胎儿的变化

一般说来，整个怀孕时期包括三个时期：1～3月为孕早期，4～7月为孕中期，8～10月为孕晚期，而且每个时期母体和胎儿都会发生不同的变化。

怀孕第1个月指的是从最后一次月经开始的那天算起的4周时间。这个月的第2周末精卵结合，4天以后受精卵分裂成细胞团沿着输卵管到达子宫，在第3周的时候脱去外膜为着床做准备。这个时候孕妇大都不会感觉到新生命的开始。但是也有人会出现浑身无力，发热或发冷，类似感冒的症状，也有人会出现嗜睡的现象。第4周的时候，胚胞已经完

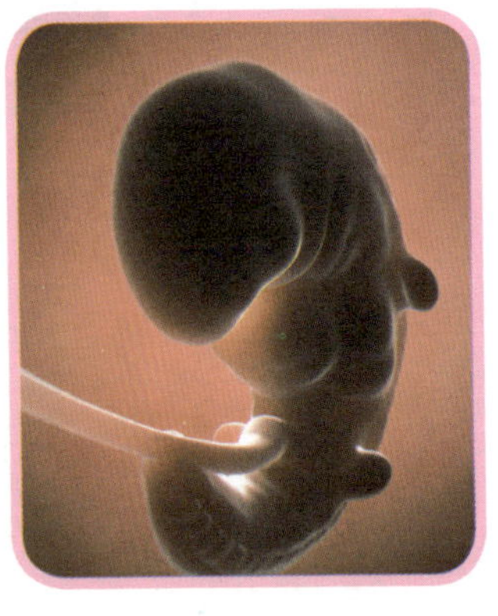

全牢固地植入了子宫。妊娠第一个月称为胎芽期，胎芽身长0.5～1厘米，约重1克，无颈部，身体呈两等份，头非常大，占了身长的一半，头部直接连着躯干，还带有尾巴。心脏部分已形成，但还未有成人的模样，状如小海马。

脑是胎儿最先发育的部分，怀孕1个月左右，是受精卵细胞分裂的旺盛时期，类似脑的原型形成。怀孕第三周时，其外胚层开始形成神经管；第四周时，便分化出3个原始的脑泡，即菱脑、中脑和前脑。

到怀孕第2周的时候，孕妇的月经就会停止。月经正常的女性如果月经过期1周不来，医生大致就能查出是否怀孕；如果过期1个月，怀孕就比较容易肯定了。并且，有些孕妇的胃口还会在月经过后不久发生改变，平常喜欢吃的东西现在不爱吃了，吃过一次的食品第二次就不爱吃了。有些人简直不想吃或甚至要呕吐，有些人很想吃些酸味的东西。一般经过半个月至1个月，这些症状就会自然地消失。

怀孕第2个月的时候，胎儿已经发育成人形了，可以分辨出头、躯干的轮廓，尾巴也小了一些，身长2～3厘米，重量约为4克。由于脑和脊髓细胞就占了80%，神经管的前端逐渐发达，所以整个身体重量的绝大部分都在头部。手、脚已分明，5个手指、脚趾都有了，甚至连指尖长指甲也能看得出。眼睛、耳朵、嘴也大致出现了，已经像人的脸了，但是，眼睛还分别长在头的两个侧面。骨头还处于软骨状态，有弹性。胃、肠、心脏、肝脏等内脏已初具规模，特别是肝脏在明显发育。神经管鼓起，大脑急速发育。虽然从外表上还分不出性别，但是内外生殖器官的原基已能辨认。羊膜腔里积有羊水，胎儿漂浮在里面。母体和胎儿的联系进一步加强，开始准备制造胎盘，而且出现了形成脐带的组织。在怀孕的第20天左右的时候出现大脑原基，第2个月时大脑里沟回的轮廓已经很明显。

在孕初期，孕妇的乳房会比以前增大一些，并且会变得坚实和沉重一些。乳房会有一种饱满和刺痛的感觉。乳头周围深黄色的乳晕上小颗粒显得特别突出。怀孕以后，许多女性都会出现尿频的情形，有的每小时1次。这是一种自然现象，用不着治疗。许多女性会感到疲乏，没有力气，想睡觉。不过这个时期不会太长，很快就可以过去。

基础体温呈现高温状态，这种状态将会持续到14～19天。身体懒惰发热，下腹部和腰部稍微凸出，乳房发胀，乳头时有阵痛，颜色变暗，排尿次数增加，心情烦躁，感到恶心，并且出现孕吐情形，有些人甚至会出现头晕、鼻出血、心跳加速等症状。这些都是怀孕初期特有的现象，不必过于担心。此时子宫如鹅卵大小，比未怀孕时大一点儿，但孕妇腹部表面还没有增大的变化。

到怀孕第三个月的时候，孕妇的妊娠反应会逐渐消失。这时候，用胎儿心脏检测器可以听到胎心音。母体的基础体温持续高温。下腹部的隆起还不明显，子宫如握拳大，压迫子宫周围组织，孕妇会感觉下腹部有压迫感，或出现脚后跟抽筋。尿频仍持续，易有腹胀及便秘。而这个时候，胎儿体重已达约20克，和怀孕4～7周时相对比，猛然增长了3～4倍以上。身长7～9厘米，尾巴完全消失，躯干和腿都长长了，头还是显得大，下颌和脸颊发达。更重要的是已长出鼻子、嘴唇、牙龈和声带，眼睛上已长出眼皮，和以前比更像个人脸了。因为皮肤还是透明的，所以可从外部看到皮下血管和内脏等。心脏、肝脏、胃、肠等更加发达，肾脏也渐发达，已有了输尿管，因此，胎儿可进行微量排泄了。骨骼开始逐渐变硬（骨化），已长出指甲，眉毛、头发也长出来了。这时，从外表可清楚地区分性别了。内生殖器的分泌功能也活跃起来。脐带也长长了，胎儿可在羊水中自由转动。

孕中期胎儿与母体的变化

从第4个月起，孕妇开始进入孕中期。这个时候孕妇的孕吐已经结束，所以心情比较舒畅，食欲也开始增加。尿频与便秘现象渐渐恢复正常，但分泌物仍然不减。这个阶段结束时，胎盘便已成形，可算进入安定期了。此时，子宫如小孩头部般大小，已能由外表约略看出腹部隆起的情形。基础体温下降，会持续到分娩。而此时婴儿的体重已经约长至150克，身长也有13厘米，皮肤颜色进一步加红，同时也变厚了，以保护胎儿的内脏，脸上长出叫做胎毛的细毛。胎儿的胳膊、腿能稍微活动了，这是因为骨头和肌肉发达、长结实了的缘故。不过，母亲还感觉不到胎儿的活动。胎儿心脏的搏动也更加有力了，内脏几乎全部形成。胎盘也形成了，与母体的联结更加紧密，流产的可能性已大大降低。由于胎盘长出，改善了母体供给胎儿的营养，胎儿的生长速度加快。胎膜长结实了，羊水的数量也从这个时期开始急速增加。胎儿的脑细胞仍处于迅速发育的高峰阶段，并且偶尔出现记忆痕迹。

第5个月的时候，孕妇的腹部开始明显地隆起，乳头变得更挺，臀部变得更加突出，整个身体都变得丰满起来。妊娠反应结束，孕妇食欲大增，由于内脏被子宫挤压，所以有时会有饭后胃部有存食不消化的感觉。这时母体的营养最容易被胎儿吸收，因而易患贫血。外阴湿润，因此要经常清洗外阴及内衣裤。

这个时候，胎儿的发育非常迅速，体重已达到300克，身长已达到27厘米，全身长出细毛（条毛），头发、眉毛、指甲等已齐备。脑袋的大小像个鸡蛋。头重脚轻的身体分成三部分，并且匀称了许多。皮肤渐渐呈现出美丽的红色，皮下脂肪开始沉积，逐渐变成不透明的。由于皮下脂肪少，所以长得不是很胖。随着骨骼和肌肉的健壮，胳膊、腿的活动活跃起来，这时孕妇会感到明显的胎动。心脏的搏动也强劲起来，可明显听到胎心的活动。手指可以单独动作，会吸吮手指。而且胎儿还慢慢地会用脚踢子宫壁。胎儿的胃中已产生可制造黏液的细胞，并会喝下少许羊水。大脑虽然尚未产生皱褶，但基本的构造已经形成。神经系统逐渐发达，延髓部分的呼吸中枢开始发挥作用，而且前头叶也非常明显。内耳区负责传递声音的“蜗牛壳”也完成了，可以感觉声音。此外，胎儿对母体的压力反应也相当敏感，应特别注意。

怀孕到第6个月的时候，孕妇的子宫变得更大，腹部越来越胀大、突出，体重日益增加，腰部变得更加沉重。所以这个时候，孕妇平时的动作开始变得吃力、迟缓起来。乳房的发育更为迅速，不但外形饱满，而且用力挤压时会有黄色稀薄的“初乳”流出。阴道分泌物仍然大量增加。

到这个时期，几乎所有的孕妇都能清晰地感觉到胎动。胎儿大脑表面开始出现沟回，大脑皮层的层次结构也已经基本定型。胎儿已经会凝神倾听各种声音，其中母体的心脏节奏是胎儿最关注的声音，而且还会对外部世界的声音刺激作出反应。比如，音响能使胎儿心律变快，汽车喇叭声会使胎动频繁。如果胎儿在母体内患有先天性耳聋，通过听力训练可以做出初步诊断，胎儿出生后就可以采取相应的措施。随着大脑的发育，这个时期胎儿会产生意识萌芽，开始具有明确的自我，并能将感觉转换为情绪而形成“思维路线”。当胎儿识别能力逐步提高后，理解能力也会不断增强。随着记忆与体验的加深，胎儿的精神也从无意识存在发展为有意识存在。

怀孕到第七个月的时候，孕妇越来越大的子宫会压迫到下身，从而可能会出现静脉曲张，便秘和长痔疮的人也会增多。

胎儿的身长为36～40厘米，体重1000～1200克。上下眼睑已形成，鼻孔开通，容貌可辨，但皮下脂肪尚未充足，皮肤是暗红色，皱纹较多，脸部如老人一般。脑部逐渐发达。男胎的睾丸还未降至阴囊内，女胎的大阴唇也尚未发育成熟。此时，胎儿的大脑皮层更为发达，大脑表面的主要沟回也已经完全形成，而且已经有了语言学习能力和感觉味道的能力。之前胎儿周围的羊水相对较多，胎体较小，胎儿犹如水中漂动的皮球，胎位可经常变动。而到7个半月以后，长大的胎儿在子宫里活动逐渐受限。此时若发现胎位异常——臀位或横位，即民间所说的“横生倒养”，则应遵照医嘱采取相应措施，以减少母婴在分娩中可能发生的危险，提高胎儿的存活率。

孕晚期胎儿与母体的变化

孕晚期（8～10月）是整个孕期的最后一个时期。当孕妇怀孕到第8个月的时候，孕妇的下腹部更加凸出。子宫将内脏向上推挤，心、肺、胃受到压迫，孕妇会感到呼吸困难，食欲不振。腰部更容易感到酸痛，下肢可出现水肿、静脉曲张。腹部皮肤紧绷，皮下组织出现断裂现象，从而产生紫红色的妊娠斑。下腹部、乳头四周及外阴部等处的皮肤有黑色素沉淀，妊娠褐斑也会非常明显。此时是第二次孕吐出现的痛苦时期。

此时胎儿的身体已经长到41～44厘米，体重1600～1800克。胎儿身体发育已基本完成，肌肉发达，皮肤红润，皮下脂肪增厚，体形浑圆，脸部仍然布满皱纹。神经系统变得发达，对体外声音有反应。胎儿动作更活泼，力量更大，有时会踢母亲的腹部。此时胎儿头部朝下才是正常胎位。胎儿已基本具备生活在子宫外的能力，但孕妇仍需特别小心。胎儿的大脑皮层更为发达，大脑表面的主要沟回也已经完全形成。怀孕8个月出生的新生儿，可在保温箱内喂养，由医院特殊护理。

这时子宫底上升到心窝正下方，胃的压迫感变得很强烈，会引起心跳、气喘，胃胀，食欲不振等。阴道分泌物更多，尿频更明显。胎儿身长47～48厘米，体重2400～2700克。可见完整的皮下脂肪，身体圆滚滚的。脸、胸、腹、手、足等处的胎毛逐渐稀疏，皮肤呈粉红色，皱纹消失，指甲也长至指尖处。男婴的睾丸下降至阴囊中，女婴的大阴唇开始发育，内脏功能完全，肺部功能调整完成，可适应子宫外的生活。

怀孕到第10个月的时候，孕妇腹中胎儿的位置就会有所降低，腹部凸出部分有稍减的感觉，胃和心脏的压迫感减轻，膀胱和直肠的压迫感却大为增强，尿频，便秘更加严重，下肢也有难以行动的感觉。身体为生产所做的准备已经成熟，子宫颈和阴道趋于软化，容易伸缩，分泌物增加。子宫收缩频繁，开始出现生产征兆。

此时的胎儿身长已达到50～51厘米，体重2900～3400克。皮下脂肪继续增厚，体形圆润。皮肤没有皱纹，呈淡红色。骨骼结实，头盖骨变硬，指甲越过指尖继续向外生长，头发长出2～3厘米，内脏、肌肉、神经等都非常发达，已完全具备生活在母体之外的条件。胎儿的身长约为头的4倍，正常情况下头部嵌于母体骨盆之内，活动比较受限。这个时候，胎儿已经离出生，来到人世的时间不长了。

围生期的保健

孕妇在妊娠期间虽然吃尽了千辛万苦，但是当她走进怀孕七八个月的时候，心里却充满了喜悦，因为再过一两个月，自己的小宝

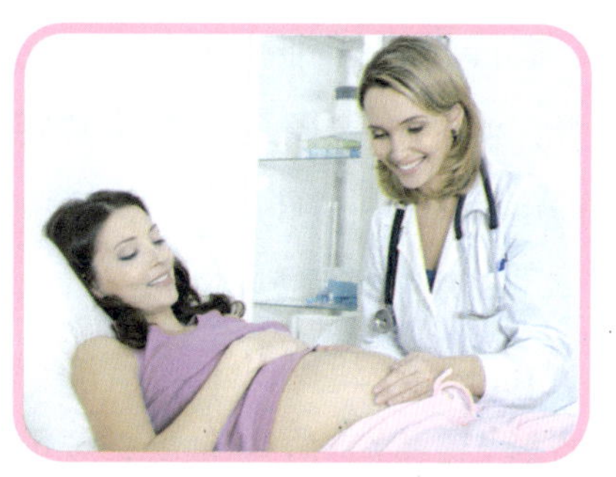

贝就要离开温暖的子宫，来到这个充满光明的世界，与母亲见面了，而那时也是自己采摘心爱“果实”的美好时光。

虽说妇女整个怀孕期间有280多天的时间，但是从怀孕、分娩到产后恢复正常状态，前后则要经历320多天的时间，这是需要医学观察和保护最长的生理过程。孕期、产时、产褥期等特殊生理时期，各有特点和不同的保健要求。每个时期的保健工作质量相互关联，互相影响，不仅直接影响母亲和胎儿的健康，而且还可以影响下一时期的孕期保健。因此，围绕着分娩前后的科学研究，建立了围生医学。

一般说来，围生期有三种概念：从妊娠第28周至出生后7天的一段时间，从妊娠第28周至出生后28天的一段时间，从妊娠20周至出生后28天的一段时间。目前多数同意第一种概念。而为了保证母亲、胎儿、新生儿的安全、健康和优生，从确诊妊娠起就进行积极的监护和研究，针对胎儿在围生期可能发生的问题，进行预防和治疗，称为围生保健。

围生保健是一门复杂的医学保健，除了要有妇产科、儿科、妇幼保健、麻醉科等医生参加以外，还要有人类生殖、内分泌、生理、病理、生化、物理、免疫学、遗传学、药理学等方面的人员协作。发达国家很重视围生医学，把围生儿死亡率看作反映一个国家或一个地区的社会经济情况、生活水平、卫生工作好坏、文化知识水平高低的一个重要标志。当前我国虽然也有围生保健，但是大多数是从妊娠28周起到产后1周结束。不过，从保护胎儿正常生长，降低围生期胎、婴儿死亡率和提高新生儿健康的要求来看，应从妊娠早期开始保护。孕早期的保健应该从妊娠3个月左右开始做好初诊产妇登记工作。包括以下几项内容：

首先，详细了解病史，了解孕妇健康情况，并做全面健康检查，测量骨盆径线及有关常规化验，及早发现内科疾病。医生会根据疾病程度来判断是否适于妊娠。

其次，通过妊娠检查了解生殖道情况、子宫大小及有无肿瘤等。

再次，35岁以上高龄的孕妇的亲属中有遗传病或出生过先天性畸形者，做遗传咨询及必要的先天性畸形的产前检查，以降低围生儿死亡率及减少先天畸形、痴呆等遗传性疾病儿的出生几率，培养体魄健壮的下一代，提高民族素质。

最后，积极预防环境不良因素及某些药物对胎儿生长发育的影响，并向孕妇宣传避免有害化学、物理因素及药物影响的卫生保健知识。

孕晚期的保健则是要从怀孕7个月开始，以后定期做产前检查，纠正异常胎位，指导孕晚期卫生及新生儿出生的各项准备，对围生期的重点对象加强管理和监护，避免早产、难产、过期产及死胎等不良情况的发生。

围生期保健是贯彻预防为主，保障母体和胎儿健康及安全分娩，平安康复的重要措施，只有做好这项工作，才会实现美好的愿望。

胎动：胎儿安危的标志

一个胎儿如果发育得健康，早在出生前就在腹中活跃起来，以显示自己新生命的活力。从3个月开始，他的器官系统便就开始工作了，有时他将羊水吞进嘴里，然后再吐出来。有时候他还会做出各种特殊的反应：腿、脚、拇指和头部都会动；小嘴会张开、闭上或吞咽；刺激他的眼睑，他就把眼睛眯起来；碰了他的小手，他便会握紧拳头；若是碰碰他的小脚丫，他便把脚趾张开成扇形。这些能力就是先天性反射，可以保留到出生后几个月才消失。到6个月的时候，他开始剧烈地踢脚或冲撞，产前3个月左右会缓慢地蠕动或扭动，还有猛烈的痉挛式运动。这些就是胎动。

胎动是体现胎儿健康与否的重要标志，活动情况可以预料到胎儿出生后第一年的能力。胎动强的孩子在出生后6个月动作发展也快。据说在母亲腹中乱踢乱闹的孩子，出生后也准是个“小淘气”。

胎儿的活动会受到外界刺激的影响。如果母亲是一名打字员，当母亲打字时，胎动就会增加，从而闹得母亲心神不安，以至于影响工作情绪。如果胎儿听到外面有拍打木板的声音，他自己也会跟着随之转动。如果有人在母亲腹部附近敲铃，铃声也会引起胎儿活动。此外，胎动可受许多因素的影响，如妊娠月份、测定时间、羊水多少、孕妇的喜、怒、哀、乐等情绪变化，以及用药等。孕妇在怀孕28～38周时，是胎动最活跃的时期。临近足月生产前，由于胎头下降至骨盆，胎动次数则常常减少，这是一种正常现象。

由于胎动次数的多少、快慢、强弱等常常表示着胎儿的安危，所以人们便把胎动称为胎儿安危的标志。如果胎动正常，则表示胎盘的功能良好，输送给胎儿的氧气充足，胎儿在子宫内的发育健全。孕妇一般在怀孕18～20周时，自己就可以感觉到胎动。一般说来，正常的明显胎动不少于每小时3～5次，12小时明显胎动次数30～40次以上。但由于胎儿个体差异不同，有的胎儿在12小时内胎动次数可达100次以上。但只要胎动有规律，有节奏，变化不大，都说明胎儿发育是正常的。

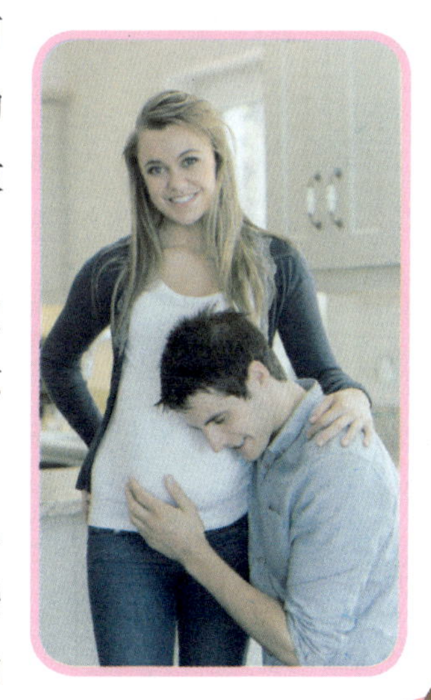

如果孕妇能注意观察和计算胎动，那么就可以及时发现胎儿的异常，进而对这些异常及时检查、治疗。那么该如何计算胎动

的次数呢？其实方法非常简单，孕妇每天晚上可以选择一个固定的时间，在临睡前测1小时的胎动次数。有条件者可以早、中、晚各测一次，这样效果更好。如果发现胎儿胎动次数突然减少甚至胎动停止，就预示着胎儿健康状况不好或出现了异常问题，应尽快到医院检查。若在12小时内胎动次数少于20次，或1小时内胎动少于3次，往往是因为胎儿缺氧，小生命可能受到严重威胁，有人把这种现象称为“胎儿危险先兆”，孕妇决不能掉以轻心。

胎儿从胎动消失至胎儿死亡，这一过程一般有12小时到24小时，而多数在24小时左右。当孕妇出现怕冷、口臭、食欲不振、倦怠或有不规则的阴道出血时，一般可判定胎儿已经死亡。因此，孕妇如能及时发现胎动不正常，并及时到医院检查治疗，往往可使胎儿转危为安，免除不幸的发生。当然，胎动还只是一种主观感觉，还可以受到孕妇对胎动的敏感度、羊水量的多少、腹壁的厚度、服用镇静药或硫酸镁等药物的影响，故在判断胎动这个信息的准确与否时，应排除这些因素。

做好孕期检查

大家都知道，妇女在怀孕期间少不了各种各样的检查。其中，有些检查更加不可忽视，如孕早期检查和产前检查。

在孕早期，孕妇整个身心都会发生巨大的变化。因此，这段时间医生的诊断、处理是否正确，都会对宝宝的生长发育和孕妇能否顺利度过妊娠和分娩起到关键性的作用。所幸的是，近年来随着医学的发展，孕早期检查的重要性越来越被人们所重视。

一般来说，孕妇的第一次检查都会被安排在停经40天左右。在这次检查中，医生会问到孕妇的以往病史，并对其进行妇科检查，以确定妊娠。必要的时候，还要通过产前咨询和遗传咨询，判断孕妇能否继续怀孕。孕早期检查能够确定子宫大小与停经时间是否相符，从而了解到胚胎的发育情况，并且可以发现生殖器官的异常及妇科疾病等。

孕早期检查的另一个内容是做血液、尿及肝功能等化验检查，以便早日发现影响妊娠的各种疾病。在确诊怀孕之后，从怀孕3个月起，孕妇应该每个月都检查一次，一直到怀孕6个月。检查的内容包括测血压、量体重及子宫底高度、听胎心，必要时复查血、尿、白带等。在这些检查中，如果确信怀孕会给孕妇带来生命危险，或是发现腹中胎儿有较为严重的先天性畸形，应该及早终止妊娠。

但是在现实生活中，我们常常可以看到这样一些情况，有些孕妇在初诊确定怀孕之后，就不再按时检查，直到临产才去医院。其实，这种做法是非常不正确的，这不但不利于孕妇的身体健康，更不利于对胎儿的监测。正确的做法应该是：妇女怀孕后，整个妊娠期都应按时进行详细而系统的产前检查。它的好处是：

第一，通过全面的健康检查，可以纠正孕妇身体的某些缺陷，如果发现孕妇有疾患不宜继续妊娠，或者发现胎儿有明显遗传性疾病时，可以及早终止妊娠。

第二，经常定期检查，可了解胎儿发育和母体变化情况，如果发现异常，应尽早治疗。

第三，通过孕期生理卫生、生活及营养指导，可加强孕妇及胎儿的健康保护，有利于整个孕产期顺利度过。

第四，通过全面系统的观察，可决定分娩时的处理方针，保证分娩安全。

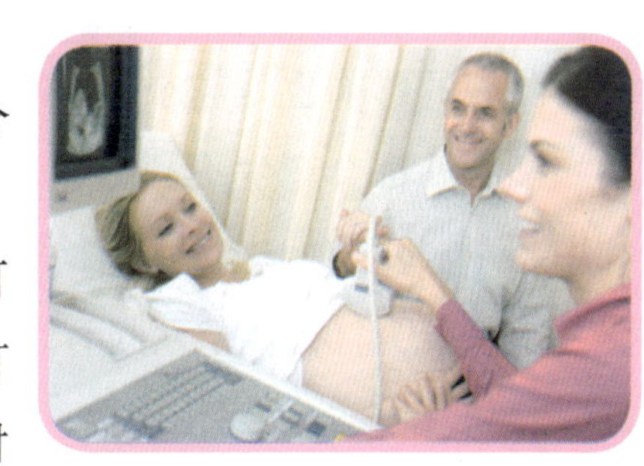

第五，通过产前检查，医生可向孕妇说明产前后应注意事项，打消不必要的顾虑，教会孕妇分娩时

应如何与医务人员配合，顺利分娩。

产前检查的时间可根据医生要求和具体情况而定，孕妇应按时到医院去受检，通常从确诊怀孕开始，初期每个月检查一次，遇有异常情况如阴道出血、腰酸、肚子痛时，就应随时就诊；妊娠7个月后，间隔的时间要短些，每两个星期检查一次；从怀孕8个月起，要特别注意胎位正不正，血压高不高，有无水肿、蛋白尿等；最后一个月，还要查得勤一些，每星期一次。如有特殊情况应随时检查，不受规定时间限制。

妊娠期检查注意事项

在孕期检查中，有些检查非常有必要，但是这些检查必须符合医学规范，否则就会伤到孕妇和胎儿。

在妊娠期间，B超检查是必不可少的，用它可以知晓羊水量的多少，了解胎儿生长发育的情况，判断胎盘是否正常，检查出胎儿是否畸形，观察胎儿呼吸、运动、肢体活动、吞咽等生理状况。但是B超检查却不能过早，怀孕18周以内的孕妇最好不要做B超检查，尤其在怀孕早期要尽量避免B超检查。因为如果在怀孕2个月内做的B超太多，会对胚胎细胞分裂和胎儿脑部发育产生不利的影响。不过特殊情况例外，如怀孕早期阴道流血的孕妇就必须做B超检查，来确定胚胎是否存活，能否继续妊娠，有无异常妊娠等。因此，孕妇要到怀孕5～6个月以后才能安排B超检查。因为，胎龄越大，超声波对胎儿的影响也就越小。并且，在整个孕期过多的超声波检查对孕妇和胎儿都会产生不利影响。澳大利亚的杰里米·劳伦斯指出：利用超声波对孕妇进行定期检查，将不利于胎儿的健康生长。他的研究结果表明，将怀孕期间有过5次以上超声波检查的孕妇与只有过1次超声波检查的孕妇相比较，前者对胎儿生长发育的不利影响是后者的两倍。

为什么超声波检查过多不利于胎儿生长呢?这是因为超声波的探头在胎头部位停留时间过长，超声波可造成大脑一时性抑制。对女胎来说，超声波还可抑制卵巢的发育。劳伦斯教授对澳大利亚2800名孕妇的观察结果证实，虽然怀孕18～38周的孕妇进行多次超声波检查并不影响自身的健康，但至少有33%的胎儿其生长发育受到不同程度的抑制。

同时，孕妇还应当避免做X线检查。X线是一种放射线，对人体具有一定的危害，特别是对胎儿。怀孕3个月以内，正是胚胎器官形成时期，照射X线有很强的致畸作用，可使流产、死胎的发生率大大提高。在妊娠中期，胎儿的骨骼、神经、生殖腺等还在继续发育，因而也应避免X线检查。

X线检查对于确诊许多疾病起着重要作用。X线有很强的穿透力，小剂量X线照射也可引起人体组织损伤、基因突变；若大剂量照射可引起染色体断裂。对于一般人来说，偶尔做一两次X线照射不会引起大的损害，但胎儿却非常敏感。

但是如果必须进行X线检查，应注意以下几点：尽可能在妊娠晚期进行检查，这时胎儿各器官均已完成发育，很小剂量的X线摄片不致引起胎儿的变化；如孕妇需要做X线检查时，应避开腹部，只照射需要检查的局部；如必须做X线检查时，最好做X线摄片检查，摄片的X线剂量远远小于透视；在孕早期做过大剂量X线检查，特别是腹部检查的孕妇，可请医生做产前诊断，了解胎儿是否发生畸形。有的孕妇在不知道自己怀孕的情况下作了X线检查，面对这种情况，孕妇就应该及时把自己做X线检查的时间、照射部位、受照面积等详细情况告诉妇科医师，然后由妇科医师作出诊断，并且决定是否继续妊娠，而绝不能自行盲目决定。

此外，孕妇也不能做CT检查。因为如果孕妇在前3个月内接触放射线，可能会引起胎儿脑积水、小头畸形或造血系统缺陷、颅骨缺损等严重恶果。而CT则是利用电子计算机技术和横断层投照方式，将X线穿透人体每个轴层的组织，它具有很高的密度分辨力，要比普通X线强100倍。所以，做一次CT检查受到X线照射量比X线检查大得多，其对人体的危害也大得多。因此，孕妇做CT检查，其不良后果严重。所以，孕妇不是病情急需，还是不做CT检查为好。如果孕妇其他器官有疾病，必须做CT检查时，需要在腹部放置防X线的装置，以避免和减少胎儿畸形的发生。

正确看待检查异常

4～6个月以后是孕妇孕育生命的“黄金时代”，这时孕妇的早孕反应已经消失，孕妇食欲增强，精神愉快，而孕晚期的负荷尚未开始，孕妇往往自感体力充沛。但是黄金时期并非意味着孕妇可以粗心大意，因为有些化验值会产生异常，从而给孕妇及其家人带来苦恼。那么，该如何看待孕妇化验值异常呢?

首先，妊娠期某些化验值与正常化验值出现差异，甚至超过未妊娠时期的最高值，这其实是妊娠时期特殊的生理状况的缘故，或者是与胎儿的异常和孕妇本身的疾病相关。

血清甲胎蛋白是检测原发性肝癌的重要化验检查，正常人的放射免疫定量测定应小于每升15微克。妊娠时由于胎儿体内可产生甲胎蛋白，并通过胎盘进入母体，所以孕妇血清甲胎蛋白会明显升高。妊娠第15～22周，孕妇甲胎蛋白平均值可高达每升200微克。但若太高，则应怀疑胎儿有脊柱裂，无脑儿或胎儿死亡的可能。

孕妇的胆固醇、总脂质、乙胎蛋白与磷脂的血清浓度也可有不同程度的提高。血胆固醇约在妊娠第4个月时开始升高，到第8个月时达高峰。血脂升高可能与妊娠时内分泌改变有关。

妊娠期血红蛋白与红细胞会有所降低。在妊娠中、晚期，由于血浆容量明显增加，血液稀释，血红蛋白可降至100克／升以下，红细胞降至30×10^{12}／升以下。这是妊娠时的特殊生理状态导致的贫血。如果贫血程度严重，则应考虑下列因素，由于孕妇需铁量增加，其血清铁亦会降低，这时，孕妇应适当补充铁剂。还要确定是否由于食物中缺乏铁质、蛋白质、维生素引起的贫血。另外，孕妇胃酸分泌不足，胃肠功能减弱，孕妇在怀孕前曾患急性出血病而未彻底治愈，或妊娠期间有持续的小出血，如胃或十二指肠溃疡、肾盂肾炎、痔疮出血，以及肠寄生虫病等，都可导致贫血，而使血红蛋白和红细胞的化验值下降。

孕妇的血沉也可升高，有时可高于正常化验值的一倍以上，但分娩后迅速恢复正常。血液中的白细胞也会上升，主要为中性粒细胞增多，产后2周内逐渐恢复正常。血小板计数在妊娠期无明显改变，妊娠足月前稍有增加。血浆纤维蛋白原从未孕时的3克／升上升至足月时的6克／升。

孕妇体内的矿物质代谢变化也十分明显，正常健康的妇女体内平均含钙1120克。在整个妊娠期间约需储存钙35～45克。孕妇每天平均需钙15克。胎儿骨骼及其他组织的生长需钙量，随着胎儿的发育逐渐增加，如果钙的摄入量不足或吸收不好，胎儿就会从孕妇体内吸收发育所需要的钙量，从而引起孕妇因血钙过低而发生肌痉挛，严重者可发生骨质软化症。妊娠期钠和钾的需要量各约22克和12克，一般食物中均含有这些矿物质。但要注意孕期不宜吃过咸的食物，避免因增加钠的潴留而引起过多水的潴留。同时也要避免因禁盐而使钠的摄入量过少。

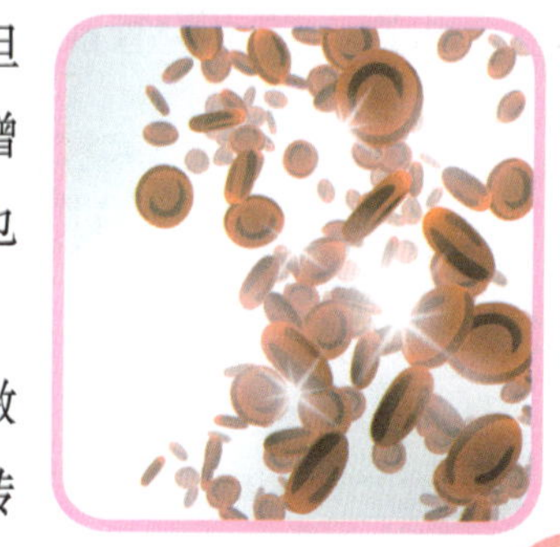

在怀孕期间，1%～2%的妇女可因激素影响而出现黄疸，血中胆红素增加或转

氨酶有轻度增高。这种黄疸及转氨酶异常一般在纠正妊娠呕吐、妊娠中毒症或产后迅即恢复正常，表明并非为肝炎所致。

总之，妊娠期妇女的某些化验值异常是妊娠妇女的正常生理反应。但是，不论是生理或病理上的变化，都不可掉以轻心，而应及时听取妇产科和内科医生的意见，再采取相应的措施。

从羊水预知胎儿发育状况

羊水俗称胞浆水，是哺育胎儿生长的重要物质，它的变化能反映胎儿发育的情况，所以在怀孕期间重视羊水的变化是十分必要的。

首先，羊水检查能判断出遗传性疾病。目前，人类各种遗传病已有3000余种。而想要早日诊断胎儿是否患有每种遗传疾病，只要等到妊娠3个月以后，到医院抽点羊水，观察脱落细胞中的染色体，便可判定。

其次，羊水检查可以鉴别出胎儿的性别。男性和女性的染色体差别非常大，男性为XY型，女性为XX型。抽羊水观察胎儿脱落的细胞的性染色体，便可鉴别胎儿是男是女，其准确率达95%左右。这种检测的目的原本是为了通过鉴别胎儿性别，达到预防某些遗传病的目的。但是有些人的重男轻女的封建残余思想比较严重，所以往往通过这个途径来随意选择要男孩或女孩。所以，进行这项检测时，应当注意这种方法可能带来的后患。

再次，羊水检查能知胎儿生活是否正常。羊水为无色浑浊不透明液体，一旦胎儿生活发生异常，羊水颜色可发生变化，如胎儿缺氧时，羊水可变成黄色或黄绿色。

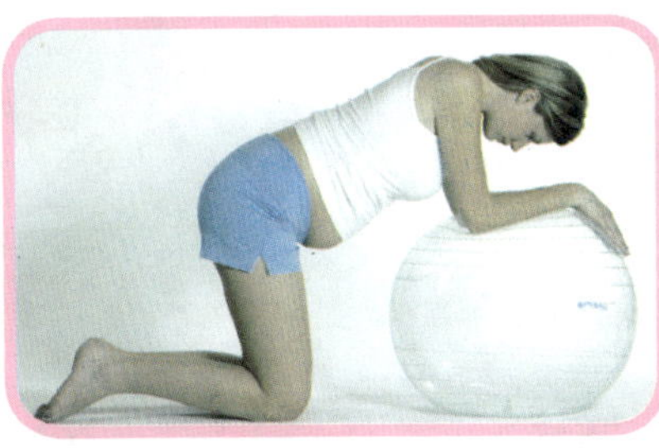

当羊水量少于300毫升时，称为羊水过少，最少的只有几十毫

升或几毫升，其羊水为黏稠、浑浊、暗绿色液体。羊水过少如发生在妊娠早期，胎膜可与胎体粘连，造成胎儿严重畸形，甚至肢体短缺。如果发生在妊娠的中、晚期，子宫四周的压力直接作用于胎儿，容易引起特殊的肌肉、骨骼畸形，如斜颈、曲背、手足畸形等。羊水过少还可致胎儿在宫内的生长发育受到限制，表现为胎儿宫内生长迟缓以及肺发育不全。这是因为胎儿肺泡吸入适量的羊水有助于肺的膨胀和发育。羊水过少时，胎儿胸廓受压，影响肺的膨胀，肺泡亦因无羊水的刺激而使发育受限。在妊娠晚期还可出现不规则宫缩和在分娩过程中容易发生胎儿宫内窘迫、新生儿窒息，围生儿死亡率亦随之增高。羊水越少，胎儿窘迫、新生儿窒息发生率及围生儿死亡率也越高，是正常妊娠时的5倍。

羊水过少的孕妇常于胎动时感到腹痛，检查时发现腹围及子宫底高度均较同期妊娠者为小。子宫的敏感性较高，常因轻微刺激引起宫缩。羊水过少的原因目前并不清楚，一般认为与胎儿发育不良，泌尿系统畸形——如先天性肾缺如、肾脏发育不全、泌尿道闭锁等有关，致胎儿尿量减少或无尿，羊水来源减少。再就是胎盘组织变性，功能减退，特别在孕妇并发妊娠高血压综合征或合并心血管疾病、慢性肾炎时，胎盘病变出现更早，影响胎儿发育，可导致羊水过少。

胎儿发育不良及胎盘组织变性，均与母体状况的好坏有直接的关系，因此女性在怀孕前及怀孕后，都应从衣食住行、情绪等各方面调理好自己。如果有病，最好将病治愈后再怀孕。当妊娠足月时已确诊为羊水过少，应考虑终止妊娠，以尽量减少羊水过少对胎儿发育的危害。

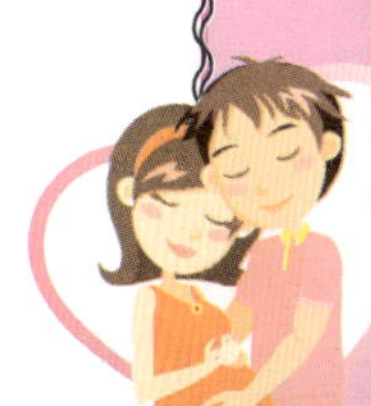

胎儿的“保护神”：远程胎儿监护

新生命的孕育，会给孕妇和其家人带来许许多多的欢乐与憧憬，但胎儿的生命与发育情况却时时牵动着大家的心。B超可以让父母了解到胎儿在宫内的发育，而多普勒仪器则可以让父母听到孕妇腹中胎儿的胎心。现在远程胎心监护的发明，又使胎儿的监护得到了进一步的发展和完善。其方法就是用电子监测的无创手段，通过腹中胎儿胎心的变化来诊断胎儿在子宫内的储备能力和健康状况。

孕妇怀孕4个月的时候，随着胎盘的逐渐形成，胎儿在宫内逐渐趋向稳定，各器官及神经系统逐渐发育，孕妇腹部渐渐隆起。从这个时候开始，用多普勒就可以在孕妇的腹部听到胎儿的心声了。当胎心率≤120／分或≥160／分时，就说明胎儿在宫内由于某种原因而发生了缺氧，这个时候应该马上积极处理，改善胎儿在宫内的状况。当胎儿发育到8个月的时候，胎儿的各个器官更加成熟，把每个瞬间的胎心连接起来，进行连续的监护，就可以了解胎儿在宫内的健康状况。

在280多天的孕期中，胎儿会在子宫中遇到许多危险和不测，如果妈妈患有妊娠高血压，血管就会处于痉挛状态，血液很黏稠，供给胎儿的养料和氧气减少，使胎儿长期处于缺氧状态，容易发生死亡。如果子宫发生收缩，宫壁间的血管就会暂时闭合，使胎儿短时间缺氧，如果胎儿的储备力不足，就极易发生宫内窘迫。胎儿全靠从妈妈那里获取营养和氧气，如果胎盘发生血管梗死或发育较小时，或者部分胎盘发生出血与宫壁发生分离时，胎儿都会不同程度地发生缺氧的情况，严重时可以导致死亡。胎儿的生命线——脐带是胎儿与母体唯一的联系纽带，如果脐带发生过短、缠绕、扭转等，就可置胎儿于死地。当胎儿发生缺氧时，会产生一系列的生理变化，在缺氧的早期，胎儿心率会加快，出现≥160／分，胎动增多；如继续缺氧，胎心率则逐渐减慢，可≤120／分，胎动减少直到消失。而电子胎心监护就是将胎儿在宫内发生缺氧时产生的变化，通过“超生换能”和“压力换能”的装置，用图纸描记出来，再由有经验的医生进行分析，得出结论，对胎儿进行相应的处理，改善胎儿的缺氧状况，或尽早脱离缺氧的环境，防止发生胎死宫内。

孕妇虽然可以亲自用数胎动的方法来监测胎儿，但是胎动的形式五花八门，再加上很多孕妇难以掌握，所以这个方法有不少缺陷。有的妇女在胎儿胎死宫内2～3天了，才发现异常，但是这个时候已经为时已晚了。而远程胎心监护则就不同了，孕妇可以将远程胎心监护仪带回家，实施监护，随时与医院取得联系和指导，确保胎儿安全。

远程胎心监护是由一台中心电子胎心监护仪、远程监护信息处理系统和无数个子系统组成。中心电子胎心监护仪和远程监护信息处理系统放在医院，由有经验的医护人员管理，随时接收到来自孕妇的监护信息，并进行分析和指导。每一个子系统包括多普勒探测仪和电话。孕妇将这个子系统带回家后，可以每日用多普勒胎心探测仪听胎心，同时可以听到胎盘杂音和脐带血流声，可以与丈夫和家人共同聆听宝宝的心声，为准爸爸、准妈妈们带来无限的乐趣，还可以增进夫妻之间的感情，共同为这个新生命的到来积极准备。当发现胎儿胎动异常时，可将多普勒接到电话上，将自家的电话线与带来的电话接上，拨通医院的电话号码，就可将胎儿的信息传到中心电子胎心监护仪那里，医生根据传来的信息进行分析，指导孕妇，或让孕妇及时来医院治疗，使胎儿转危为安。

现代科学技术的飞速发展，紧张的生活节奏，使许多孕妇无暇准时来医院产前检查。医院的拥挤、长时间的候诊和排队，都给孕妇增加了许多的烦恼。远程电子胎心监护系统可以免除这不愉快的一切。孕妇平时在家自我胎心监护。在孕28周之前每月来医院检查一次，医生了解胎儿的发展情况及孕妇的健康状况，进行保健指导。孕妇孕28周后应每2～3周来医院，有了远程胎心监护可以适当延长来医院检查的间隔。当准备再来医院检查时还可以通过远程胎心监护的电话预约挂号，给孕妇带来极大的方便与安全。

早产与过期妊娠

一般说来，孕妇妊娠正常的时间为39～42周，但是有些妇女的妊娠却比这个时间长，而有些妇女的妊娠却比这个时间短。当妊娠满28周至37周之间而终止妊娠的，我们称之为早产；如果妊娠时间已经超过42周的，称之为过期妊娠。

早产是孕妇生育中屡见不鲜的事情。大多数早产儿体重只有1000～2500克，比起足月生产的孩子比较难以存活，但是随着现代医学的不断发展和进步，有些胎龄不满28周、体重低于1000克的婴儿分娩出来，经过精心哺育也能存活。但是在婴儿出生死亡中，75%仍然与早产有关。所以，防止早产是降低婴儿出生死亡率和优生优育的重要环节。

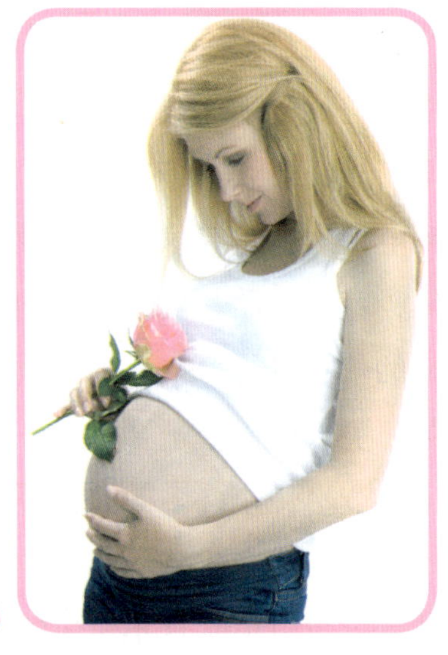

虽然现在医学已经有了很大的发展，但是只有1／3的早产病例可以找到真正的原因。常见的原因有合并急性或慢性疾病，如传染性肝炎、尿道感染、高热、心脏病、慢性肾炎、严重贫血、糖尿病、严重的痢疾等。再就是纵隔子宫、双角子宫、子宫肌瘤、子宫颈口松弛等子宫方面的疾病。妊娠高血压综合征及环境因素、化学因素、过度的情绪波动、震动、创伤等也是引起早产的不可忽视的原因。胎盘早期剥离、前置胎盘、胎膜早破、多胎妊娠、羊水过多、宫内感染、母儿血型不合、胎盘功能不全等胎盘方面的原因都会引起早产。另外，过去有流产、早产史或本次妊娠期有流血史的孕妇也容易发生早产。早产的临床表现和足月产相似，表现为不规律宫缩、阴道流出血性黏液、子宫颈口扩张等，但胎膜早破的发生率较高。

那么该如何预防早产呢？最有效的方法还是加强孕期检查和指导孕期卫生。在孕前和孕期都应积极治疗可能引起早产的疾病。当发现早产表现时，应针对不同情况，采取不同的措施。如妊娠已达35周以上者，不论是否破膜，可待其自然临产。若已破膜48小时不临产，可给予引产。若胎膜已破，则应同时给予抗生素预防感染。若孕龄不足35周，未破膜者，应采取卧床休息的方法。尤其是左侧卧位，可减少自发性宫缩，提高子宫血液灌注量，改善胎盘功能，提高胎儿的氧气和营养物质的供应量。同时采用异克舒令、乙醇等抑制宫缩药物。

近年来，由于围生医学的发展，一般认为，如果早产已不可避免，胎龄在26周以上，或体重超过500克者，抚养成功的把握较大。如果制止宫缩而加用抗生素，反致胎儿在宫内遭受的感染于出生后不易控制，治疗效果差。因此主张即速促成分娩，而后直接治疗新生儿，其治疗效果更为理想。

联合国世界卫生组织统一规定，预产期过2周（即妊娠42周末）以后分娩的为过期妊娠。胎儿在母体内是靠胎盘供给营养得意生长发育的，过期妊娠会导致胎盘发生退行性变化，血管发生梗死、胎盘血流量减少，直接影响胎儿营养的供给，不仅胎儿无法保持正常生长，反而会消耗自身的营养而日渐消瘦，皮肤出现皱褶，分娩后像个“小老头”。此外，由于子宫内缺氧，可使羊水污染，使胎儿出现宫内窒息、吸入性肺炎而死亡；或因脑细胞受损，造成智力低下等不良后果。另外，妊娠期延长，使得胎儿头颅骨大而坚硬，分娩时出现难产或产伤，对母体健康和胎儿都有一定损害。由此可见，孕期过长对母子毫无益处。所以一到预产期，如果孕妇还不分娩，那么就要去医院请医生采取措施，让婴儿早日分娩出，以保证母子的安全与健康。

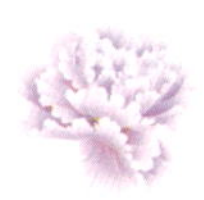

第六章　迎接新生命的到来

孕妇应记住的时间

十月怀胎，一朝分娩，每一步都铭刻着母亲的功勋。为了顺利完成孕育及分娩的使命，孕妇应该记住这几个关键时间。

首先，孕妇应该记住自己最后一次月经的日期，以此来推算自己的预产期。因为预产期对孩子能否顺利、健康地来到这个世界十分重要，它可以确定孩子出生的时候是不是“过期妊娠”，或者是否早产等情况。那么，孕妇该如何推算自己的预产期呢？

孕妇的整个妊娠期一般有280天左右，推算怀孕的日期应从末次月经的第一天算起。推算的方法是用末次月经的第一天的月份和日期，按阳历计算，把月份加9（或减3），日期加7，就得出预产期的月份和日期。举例：末次月经是2013年2月5日，则预产期为2013年11月12日。又如：末次月经为2012年11月8日，11（月份）减3为下一年的8月份，8日加7为15日。那么预产期则为2013年8月15日。若按农历计算，其月份也是加9或减3，日期则应加14天（农历每月只有29天或30天）。如果忘记了末次月经日期，早期怀孕时可去医院检查，医生可根据子宫大小来推算孕期。

其次，孕妇还应该记住早孕反应和初次胎动的时间。一般来说，早孕反应常于停经后6周左右出现。初次胎动时间常于妊娠18周后出现。了解这两个时间的目的是为了正确推算预产期，以便顺利分娩。但是，对于月经不规则，尤其是月经后延的妇女，要根据一贯的月经周期情况做精细推算。假如一个孕妇平时月经周期为40～45天，她的预产期则要相应推迟10～15天。

最后，孕妇最应该注意的是临产的征兆。这就要求孕妇要注意不规律宫缩、规律性宫缩出现和见红的时间。

在妊娠末期，孕妇常常会感觉到有轻微的腰酸，并且伴有不规律的宫缩，其特点是持续时间短，常少于30秒，收缩力弱，不规则，收缩强度不逐渐增加，并且是常常在夜间出现而在清晨消失。宫缩可能引起轻度胀痛，局限在下腹部。当规律性宫缩出现时，产妇一定要记住出现的时间，并及时提供给产科医生，以便医生掌握产程的进行。产程开始时，宫缩间歇期较长，为5～6分钟，持续时间较短，为30秒钟。随着产程进展，宫缩间歇期渐短，为2～3分钟，持续时间渐长，为50～60秒，且强度不断增加。至宫口近开全时，宫缩间歇期短，仅1分钟或稍长，持续时间可长达1分钟以上，它预示着分娩马上开始。

而“见红”，则实际上指的是阴道流出的血性黏液。在分娩开始前24～48小时内，子宫颈口开始活动，使子宫颈口附近的胎膜与该处的子宫壁分离，毛细血管破裂而经阴道排出少量血，与子宫颈管内的黏液相混合而排出，是分娩即将开始的可靠征象。此现象发生后的24小时内分娩即开始，产妇即将和自己的孩子见面。

做好产前准备

随着预产期的越来越近，孕妇和家属就要开始为生产做准备了。由于在怀孕37周以后，孕妇随时都可能临产，所以这个时候就要准备好产妇和婴儿所需要的物品。

首先，要给孕妇准备好产后在医院里更换的内衣，且内衣应该比以前的要宽大一些。要为孕妇准备好清洁、柔软、吸水性好的卫生纸和卫生巾。为婴儿贮备好内衣、爽身粉、尿布。除此之外，也可以准备一部分一次性尿布，以备到时候天气不好而使尿布晾晒不干。如果是在冬季生产，还要准备好棉被，到时候以供婴儿保暖。有些人喜欢让产妇在产后喝红糖水，但是红糖要事先上锅蒸好消毒以后才能喝，否则容易导致产妇拉肚子。各类物品准备好以后，还要分门别类地打包好，以避免临产时着急，找不到需要的东西。

在生产前，夫妇两人都要看一些有关分娩方面的书籍，以便对分娩过程有个大致了解，做到心中有数。而产妇自己则要坚定信心，保持安定乐观，睡眠充足，休息充分，以充沛的精力和愉快的心情来迎接宝宝的到来。在选择生产医院方面，应该选择一家条件比较好且离家近的医院，提前了解临产时到医院需要办理哪些手续。

除此之外，临近生产日期，产妇要搞好全身卫生，最好能够彻底地洗个澡。尤其是要保持外阴清洁，每天要用温开水反复地清洗外阴、清洗大腿内侧和下腹部。

在这个时候，丈夫更不能闲着，应该为妻子的生产做好各项准备，以迎接宝宝的出世。在妻子生产前，丈夫应该将房子收拾好，让妻子能够愉快地度过产褥期，使宝宝出生在一个清洁、安全、舒适的环境里。在妻子坐月子之前，行动已经不方便了，丈夫应当主动地将家中的被褥、床单、枕巾、枕头等洗干净，并在阳光下暴晒消毒，以便使妻子能够顺利地度过产褥期。妻子坐月子时要穿的衣服，如果是旧衣服的话，也应当在妻子临产前洗干净，暴晒消毒之后放置好。丈夫还不能忘记购买肥皂、洗衣粉、洗洁精之类的洗涤用品。妻子产后及护理新生儿时期洗涤用品的耗用量较大，由于这些东西不易变质，为了方便，可以一次性多购置一些。如果妻子在冬季生产，那么丈夫就要提前准备好空调、电暖气等取暖设施。如果妻子在夏季生产，丈夫就要提前准备好空调、风扇等降温设备。

宝宝的出生，就意味着这个家庭又多了一名新成员，但是这名新成员还很小，需要特殊的护理，所以婴儿用品是必不可少的。准备1张婴儿床，婴儿独睡可减少感染，有利于从小养成独立和有规律的生活习惯。为婴儿准备好婴儿专用的被褥、枕头。

尿布是新生儿和婴儿时期最为重要的用品，所以要用柔软、易吸水的棉质布来做，选用的颜色应比较淡，以便于观察大小便的颜色。利用旧衣、床单改制的尿布，应洗净、水烫，太阳暴晒消毒。棉尿垫外面要加布套，以便弄脏、弄湿后容易拆洗。如果是冬季分娩，尿布和棉尿垫应多准备一些，以免换不过来。

由于新生儿皮肤娇嫩，内衣内裤都应用通气性、吸水性、保暖性和柔软性良好的纯棉布来制作，式样应易穿易脱。棉衣棉裤应用新棉花，但不宜过厚。鞋子3个月内不用穿，可用柔软织物织成脚套来保暖。

脐带布虽然是一件简单不起眼的物品，但它也是婴儿重要的用品之一。在包新生儿肚脐时，最好在肚脐上再加一块消过毒的口罩或纱布，这样效果更好。

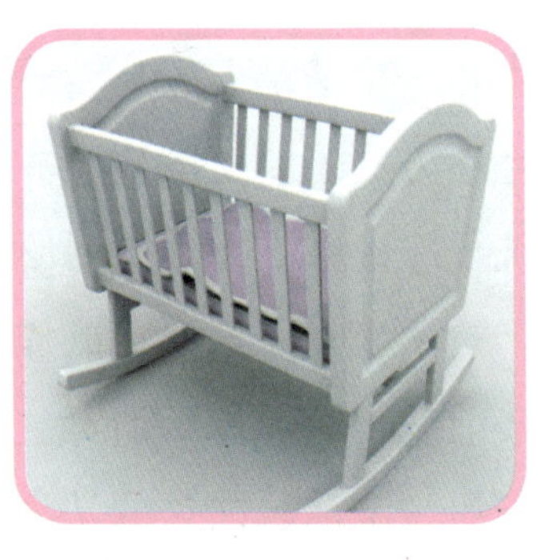

婴儿的帽子要柔软，要能够盖到脸部。接婴儿口水的围嘴由于接触口腔，每次换下清洗后要用开水消毒。除此之外，还要准备好婴儿专用的脸盆、澡盆、毛巾、浴巾等用品，而婴儿露、婴儿爽身粉、婴儿用肥皂、消毒液应该是婴儿专用，不得与他人混用。

孕妇临产前的饮食决不能含糊，最好吃一些营养价值高、热量高、少渣、半流质、新鲜而味道可口的食品。由于临产前产妇的心情一般都比较差，食欲也没有平时的好，因此鸡蛋、牛奶、瘦肉、鱼虾、和大豆制品等营养价值高、产热量高的食品是个不错的选择。为了防止胃肠道因为充盈过度或胀气对顺利分娩造成威胁，孕妇的饮食最好应该是少而精。产妇分娩过程中消耗的水分比较多，临产前应吃含水分较多的半流质软食，如面条、大米粥等。民间习惯于临产前让孕妇吃白糖（或红糖）荷包蛋或吃肉丝面、鸡蛋羹等，这些都是临产前较为适宜的饮食。应该注意的是，临产前不宜吃过于油腻的油炸、油煎类食品。为满足产妇对热量的需要，临产前如能吃一些巧克力（不宜过多）很有裨益。因巧克力含脂肪和糖，产热量高，尤其对于那些吃不下东西的临产妇女更为适宜。

在临产后，有许多产妇包括经产妇都有不同程度的紧张心理，既对分娩的疼痛表示恐惧，又对自己是否顺产及婴儿是否正常表示担心。对于这种情况，孕妇可以采取一些措施来减轻自己的紧张情绪。

首先，应该认真学习孕期保健知识，了解分娩过程，熟悉各个过程的特点以及产程中该如何同医生配合，如何减轻分娩中的疼痛。定期产前检查，可以向医生咨询一下，是否有经阴道分娩的条件，以便做到临产前心中有数，临产后充满信心。

其次，熟悉要去医院的环境。最好选择产前检查所在的医院，如果距住处近且来去方便，那就更好了。

再次，产妇身边最好有人陪同，便于照料。妊娠晚期，特别是有分娩先兆以后，尽量不要单独外出，也不要走远。

最后，若医院条件允许的话，临产后可以让丈夫陪在身边。丈夫温柔体贴的话语可以解除待产妇的紧张心理，增强妻子顺利分娩的信心。

做好分娩准备

产妇分娩是一个剧烈的运动过程，不但要消耗极大的体力，承担非常重的生理负担，而且还有受伤的可能，甚至出现难产，很可能会使正常的生理过程转化为病理过程，甚至危及产妇和婴儿的生命。当出现产道撕裂、子宫脱垂、产前或产后大失血、胎位异常等情况的时候，如果没有医生的协助，是极其危险的。此时，即使送往医院，也会耽搁急救的宝贵时间，从而发生危险。

所以，孕妇临产前应该送入医院待产。这样，产妇在产前产后都有医生的照料，既可得到产科医生的精心观察和护理，又可采用必要的先进医疗仪器检查和监测，一旦出现问题，还可用器械助产或行剖宫术，从而保障分娩时母子的安全。

但是，孕妇入院的时间应该恰当，如果入院太早，时间过长不生孩子，就会精神紧张，也容易疲劳，往往引起滞产；入院太晚，又容易产生意外，危及孕妇和胎儿生命。一般说来，出现以下征兆后入院比较合适：如果产妇平时月经正常的话，临近预产期就可以准备入院了；在妊娠最后的2～3周内，孕妇经常有不规则的宫缩，如果宫缩的间歇由时间较长，转入逐渐缩短，并持续时间逐渐增长，且强度不断增加时，应赶紧入院；如果孕妇的小便次数比以前变得更加频繁起来，说明胎儿头部已经入盆、即将临产了，应立即入院；分娩前24～48小时，50%的妇女会“见红”，这时应立即入院。

住进医院后，医生会给产妇做一系列的检查，以便应对即将到来的生产。一般来说，医生会给产妇做下列检查：定时连续观察产妇的宫缩持续时间、强度及规律性和间歇期时间；产程开始后，每隔1～2小时，在宫缩间歇时听一次胎心音，宫缩频繁时半小时听一次胎心音，每次听1分钟；初产妇根据产程进行一次肛门检查，检查子宫颈口扩张和先露下降情况，了解产程进度；医生会每隔4～6小时给产妇测量一次血压，如发现血压增高者，还会增加测量的次数，及时做相应的处理；在产程进展缓慢时，医生会在严密消毒后给产妇进行阴道检查。

但是需要注意的是，高危孕妇应该早些时间入院，以便医生检查和采取措施。这些孕妇包括：有心脏病、肝、肾疾患等妊娠合并内科疾病的产妇；过去有不良生育史，如流产3次以上，有早产、死胎、死产、新生儿死亡或畸形儿史等；出现如妊娠高血压综合征、羊水过多、羊水过少、前置胎盘、胎位不正（臀位、横位）等异常现象的产妇；而高龄初产、身材矮小、骨盆狭窄等高危孕妇则一般要在预产期前2周入院，等待分娩。

在分娩之前，医生都会嘱咐产妇应该先排空大小便，或在宫颈刚扩张时用肥皂水灌肠，清除粪便。这是因为排空大小便，有利于子宫收缩。子宫的位置在膀胱之后，直肠之前。怀孕后子宫随着胎儿的生长发育而长大，并且挤压到直肠和膀胱，使直肠张力降低，蠕动减弱。分娩的时候，如果周围挤压过紧，必然影响子宫收缩。因为子宫的正常收缩运动，要求有一个宽松的环境，假如直肠充满粪便，膀胱充满尿液，子宫的收缩运动必然很费力，胎儿先露部受阻而难于下降，以致宫口迟迟不开，胎头在盆底较长时间压迫膀胱和肛门括约肌，以致括约肌麻痹导致产后尿潴留和产后大便困难。排空大小便，还可避免因腹压增加而造成产妇在分娩过程中不由自主地将大便溢出，污染外阴。因此，排空大小便可减少产道细菌感染的机会。若产前有排尿困难情况，应及时去产科检查，必要时要导尿，或针灸通便。临产前应定时大便，养成晨起排便习惯。若大便困难，宜多吃新鲜蔬菜、水果（如香蕉、柿子、西瓜）、蜂蜜等。

分娩的全过程

随着预产日期的来临，孕妇在身体方面会发生一系列的变化，并且会在“见红”24～48小时后进入临产状态。一般来说，临产状态的特征有以下这几点：胃部的压迫感随着子宫底的下降而消失；下腹感到疼痛、腹胀，出现以15分钟节律进行的有规律的宫缩；由于下降的胎儿头部压迫膀胱，多出现尿频现象；由于胎儿头部下降，压迫骨盆内神经而出现大腿抽筋、腰痛的症状；阴道的分泌物增多；由于子宫的经常性收缩，使胎儿难以活动，从而使胎动次数减少；由于子宫神经支配的关系，肾脏附近（腰部稍上一点）有一种模模糊糊的重压感。

当孕妇进入临产状态之后，孕妇除了要保持良好的精神状态和注意休息之外，还要多注意自己的饮食，如少食多餐，多吃高热量和容易消化的食物，尽量多喝水；由于产妇在分娩的时候需要足够的产力，所以各种食物中当以巧克力为最佳。这样产妇在生产的时候才有充足的精神和力气。

当产妇进入临产状态之后，产妇就准分娩了。一般来说，整个分娩过程是由规律的子宫收缩开始的，直到胎盘娩出为止，一般初产妇需要13～17个小时。整个分娩过程可分为三个阶段，医学上称为三个产程。

分娩的第一个阶段，如果是初产妇，从子宫颈开始扩张到子宫颈完全扩张一般需要12～16个小时。开始时子宫收缩时间持续20～30秒，间隔10～15分钟，以后宫缩时间逐渐加长，间隔时间缩短，宫口逐渐开大。在这一阶段，产妇应当照常吃一些高热量的液体或半流质食物，比如在我国传统中，孕妇在临产前一般都会吃一些红糖水加鸡蛋、鸡枣汤、桂圆汤等营养丰富、热量高的食物，这就是一个非常好的习惯。因为产妇分娩顺利与否，除了胎儿大小，胎位如何，骨盆大小及形态的因素以外，还有一个很重要并起决定性的因素，这就是产力，即子宫肌肉和腹肌的收缩力。而子宫收缩需要极大的能量，一个初产妇在整个产程中宫缩所需要的能量相当于正常人走200多层楼梯所需要的能量，如果产妇没

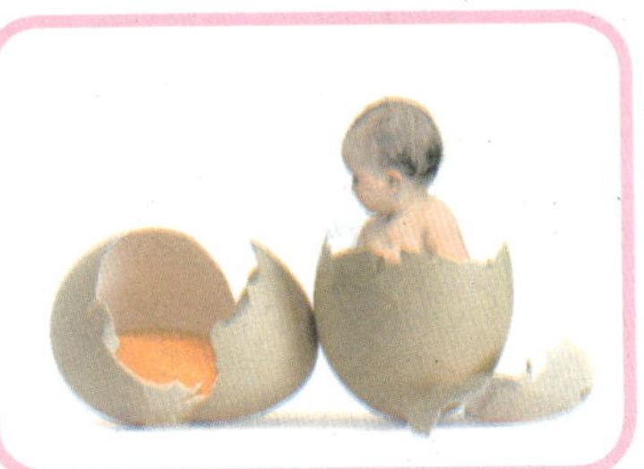

有足够的营养和能量，就会使产妇因为过于疲劳而造成产程延长，从而给产妇和未出世的孩子带来不利。

在这一阶段中，如果胎膜还没有破，那么产妇就不要总躺在床上，可在室内走动。若胎膜已破，宫缩加强，则应卧床休息。

第二个阶段初产妇一般需要1个小时，是从子宫颈口开全到胎儿娩出。在这期间，子宫收缩更为频繁而强烈，胎膜破裂，羊水流出，这就是所谓的“破水”，胎头由子宫进入阴道。因胎头压迫直肠，产妇有要排大便的感觉。这时产妇应先吸一口气，然后随着宫缩向下用力，靠屏气增加腹压来逼出胎儿，是加速分娩的重要做法。宫缩停止后就休息。产妇应尽可能地不要乱喊或乱动，以免消耗体力。产妇在产床上的有利姿势是：平卧，两腿屈曲，足蹬在产床上，两手拉住产床的把手，然后随着宫缩的加强向下屏气。

随着婴儿的第一声啼哭，进入了第三产程。但此时不能大意，因为胎盘没有娩出前，分娩的全过程并没有结束。这个时候产妇千万不能用手摸肚子，否则子宫受到刺激后会提前收缩，很容易引起子宫闭合，胎盘滞留，造成大出血。胎盘大约在婴儿生下来大约10分钟后娩出，在医生的帮助下胎盘、胎胞和脐带会同时娩出，同时会出现微弱的阵痛，并伴有少量的出血。

胎盘娩出后，医生会根据实际情况进行产后处理，如有会阴切开的需要缝合，或为了预防大出血，促使子宫收缩而用一些药物。产妇要配合医生做相应的处理。另外，在生产完之后，产妇不能立即离开产房，应当继续待在产房2个小时，以便观察产妇的情况。

除此之外，在条件允许的情况下，可以采用陪伴分娩的生产方式。一般情况下，面临分娩的产妇不免会产生恐惧和忧虑。临产时的宫缩痛、各种担心以及待产室紧张的气氛、生疏的环境、陌生而严肃的工作人员，会使产妇心理负担加重，感到孤独或恐惧，常以大喊大叫或闷不作声予以发泄。分娩时产妇这种心理可使中枢神经系统发生功能紊乱，体内儿茶酚胺增高，影响正常的子宫收缩。同时还影响进食，又消耗大量体力，致使能量供应不足，这些均可影响子宫收缩。这些生理变化还可导致心理性难产、产程延长、胎儿窘迫等，大大提高了剖宫产率及新生儿疾病的发病率。而如果孕妇在生产时，有亲人陪伴在身旁，可以帮助产妇消除恐惧、忧虑、孤独等不良情绪和心理，从而使生产变得顺利起来。

研究还表明，陪伴分娩可以降低剖宫产率、减少产科干预率、缩短产程、减少围产儿发生疾病的概率等等，使顺产率大大提高，有利于优生优育。

剖宫产与“侧切”

妇女在生孩的过程中，虽然要花费不少力气，吃不少苦头，但是一般情况下都能胜任这项孕育生命的神圣使命和工作，成功分娩出自己的孩子。据相关调查研究，95%的产妇都能顺利地自然分娩，以阴道生产的方式生出孩子。但是也有少数妇女因为各种原因而出现难产，这就需要借助手术的手段进行生产了；其中最常见、最普通的就是剖宫产了。但是，也有不少人对剖宫产认识不足，以至于出现随意做剖宫产或惧怕剖宫产的情况。有的产妇和家人认为剖宫产既可以减少分娩时的痛苦，又比较安全，所以就轻易地用剖宫产来代替阴道生产，也不管自己是否有自然生产的能力。其实，这种认识是极其不正确的，剖宫产是一个较大的手术，会给母亲和婴儿产生不利的影响。

第一，剖宫产必须用麻药来麻醉，以减少产妇的痛苦，但是偶尔也会发生因麻药意外而造成难以挽回的后果。

第二，剖宫产的手术操作比较复杂，切开和缝合腹壁、子宫肌的层次要比阴道分娩的多，特别是较胖的产妇，麻烦更多一些，因此，产后出血、感染也比阴道分娩多。阴道分娩出血量在50～200毫升，而剖宫产平均出血量却在200～300毫升以上。

第三，由于剖宫产手术的干扰，术后头两天，产妇的胃肠功能会受到影响，有的产妇还会出现术后胀气、进食少的情况。而且剖宫产生产的产妇身体恢复和子宫恢复比阴道分娩所所用的时间也长。

第四，剖宫产由于手术较大，术后其疼痛时间也要比阴道分娩长些，疼痛度也要大一些。

第五，做过剖宫产的产妇不宜于短期内再次妊娠。因为子宫上有瘢痕，一旦妊娠，人工流产难度较大，易发生一些合并症，对再次生育也带来一定困难。剖宫产后再次妊娠，有时会造成子宫旧瘢痕破裂，如得不到及时抢救，会危及产妇和胎儿的生命。

此外，经过剖宫产生产出来的有些婴儿，由于没有经过阴道分娩的挤压，出生后有可能不能适应新的环境，易并发肺扩张不全或误吸羊水等。

但是也有一些产妇会对剖宫产产生盲目恐惧的心理，甚至坚决反对剖宫产，这种想法也是不对的。如果分娩出现困难，或是产妇、胎儿有紧急情况必须立即经腹部娩出，进行剖宫产反而对母婴更安全，所以产妇完全不必恐惧。其实，只要具体了解了做剖宫产的必要条件，我们就不会对其心生恐惧了。剖宫产的主要适应征是：产道异常，如骨盆发育不好、子宫肌肉发育差、子宫畸形等；胎儿过大或胎位异常，不能从阴道分娩；产妇出现异常而不允许经产道分娩等，如妊娠末期或临产时发生产前大出血，胎儿尚未娩出而胎盘与子宫已剥离，使胎儿在子宫内得不到来自母体的血、氧供应；胎儿情况不允许阴道分娩者，如临产胎心不正常等，需要抢救胎儿。

总之，以上情况对产妇及胎儿安全和健康有一定危险性，均以做剖宫产为最适宜。因此，对剖宫产不必恐惧。还有，在现代医术发展的今天，剖宫产的技术已有很大提高，加之麻醉技术、输血及输液、抗生素药物的进步，剖宫产的安全可靠性更强了，产妇更不要多虑，应轻松地与医生配合，完成剖宫产的全部过程。

除剖宫产之外，“侧切”也是一种解决妇女生产困难的有效方式。虽然人类产妇的阴道解剖和生理特点有利于胎儿的顺利娩出，但是当胎头大于10厘米的时候，如果没有助产士的帮助和保护会阴部，产妇的会阴就极易发生不同程度的撕裂。如果会阴和产道的撕伤严重，就有可能使产妇发生子宫脱垂、大便失禁等后遗症。所以，为了胎儿顺利地被分娩出来，以及减少产妇的产后后遗症，在必要情况下，就要在产妇的会阴处进行“侧切”。一般来说，出现以下情况下需要做会阴侧切术。

第一，胎儿较大，胎头位置不正，再加上产力不强，胎头被阻于会阴处。

第二，会阴弹性差，阴道口狭小，或会阴部有炎症、水肿、瘢痕等，估计胎儿自然娩出时，会造成会阴部严重撕裂。

第三，35岁以上的高龄初产妇，或者患有心脏病、妊娠高血压综合征等高危妊娠时，为了减少产妇在分娩时的体力消耗，缩短产程，减少分娩对母婴的威胁，当胎头下降到会阴部时，就要做会阴侧切术，用人工帮助的办法尽快使婴儿降临人间。

第四，子宫口已开全，胎头较低，但胎儿有明显的缺氧现象，胎儿的心率、心跳发生异常变化，或者羊水浑浊或混有胎便。

会阴部邻近阴道和肛门，细菌繁多，所以会阴切开后，要保持局部的清洁卫生，每次大小便后要立即用清水冲洗，以免污染伤口。

和剖腹产一样，“侧切”也不能滥用，而应该在生产的确遇到困难的情况下使用。这样不但可以较好地保护会阴的完整，而且还可以减少产妇的伤口感染机会，减轻产后会阴疼痛，以及降低产妇的住院费用。

防治产后出血

产妇在产后3～7天内都会从阴道内排出一些类似于月经的血性分泌物，称之为血性恶露，也叫产露。这是正常的生理现象，只要注意卫生，随着时间的推移这些恶露会自动逐渐消失。但是有些产妇却会在产后大量地流血，且在24小时内超过500毫升。如果遇到这种情况就应该高度重视。因为产妇一旦发生分娩后出血十分危险，休克较重且持续时间较长者，即使获救，仍有可能出现严重的后遗症。所以，要想保证产妇的生命健康，就要做好产后出血的防治工作。而要做好这个工作，应该先弄清楚妇女在产后大出血的原因。

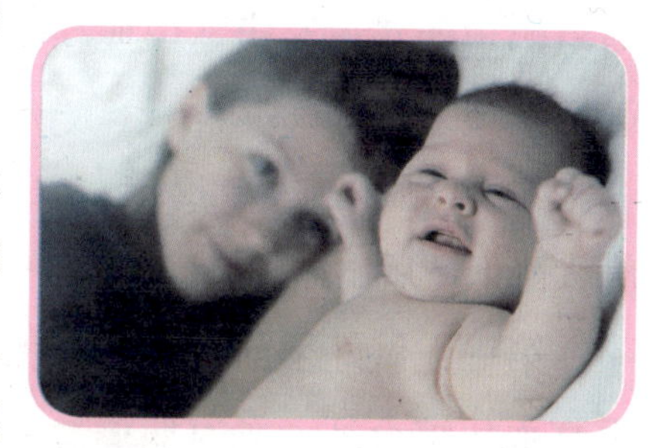

第一，子宫收缩无力是产后出血最常见的原因。在正常情况下，胎儿娩出后，由于胎盘从子宫壁上剥落，引起子宫出血，这时要依靠子宫肌肉的强烈收缩，使子宫壁上的血窦因受压而关闭，并使血流逐渐缓慢而形成血栓，使出血停止。如果胎儿娩出后宫缩乏力使子宫不能正常收缩和缩复，不能有效关闭子宫壁上正在出血的血窦，将引起产后出血。产妇精神过度紧张，分娩过程过多使用镇静药、麻醉药；异常头先露或其他阻塞性难产，致使产程过长，产妇衰竭；产妇子宫肌纤维发育不良；子宫过度膨胀，如双胎、巨大胎儿、羊水过多，使子宫肌纤维过度伸展；产妇贫血、妊娠高血压综合征或妊娠合并子宫肌瘤等情况，这些都有可能造成子宫收缩无力。

第二，在胎儿娩出之后，如果胎盘剥离不完全，一部分与子宫壁分离，其他部分尚未剥离，或大部分排出，还有一小部分未排出而滞留在子宫腔内，都可影响子宫收缩而出血不止。有时部分胎盘和子宫壁粘连，或植入子宫壁内，不能自然分离，而从其他已剥离部分出血，这种出血量往往很大。

第三，产道撕裂也是产后大量出血的一个重要原因。在分娩过程中由于胎儿过大、急产或手术产时，使产道撕裂，也可发生大量出血。如果施行会阴切开后，不注意止血，也可造成出血过多。

第四，有些产妇原本就患有如白血病、再生障碍性贫血、血小板减少性紫癜等全身出血倾向性疾病，这些都极易引起产后出血。此外，重症病毒性肝炎患者也极易出现产后出血，但这种情况并不多见。

第五，剖宫产时，由于缝合过密，特别在角部，容易影响血运而发生坏死，可造成严重子宫出血。也可由于子宫切口对合不好，引致感染坏死，发生大出血。在剖宫产日益增多的情况下，此类情况应特别引起注意。

对于产后出血，如果产妇在产前能够做好预防工作，那么就可以大大降低产后出血的患病率。一般来说，有效的方法有以下几种：

第一，做好孕前及孕期的保健工作，对有胎盘异常、贫血、妊娠高血压综合征、子宫肌瘤、巨大胎儿等情况或孕妇本身有出血倾向的，应加强产前检查监护，不宜妊娠者，及时终止妊娠。有高危因素者应当提前住院待产。

第二，准妈妈在分娩过程中尽量保持心态平和，避免过度紧张和恐惧。

第三，产前掌握分娩时呼吸和用力的技巧，分娩中合理运用，避免过度疲劳。产前吃饱以保证有充足的体力分娩，分娩过程中要注意补充水分。

第四，分娩结束后，产妇应听从医生的安排继续留在产房观察2小时，有特殊情况应及时告诉医生。

第五，早期哺乳可刺激子宫收缩，减少阴道流血量。所以，当医生把宝宝抱到产妇身边时，无论产妇的乳房是否已经开始泌乳，都应让宝宝吸吮。

产后身体的变化与恢复

在我国，产妇生完孩子大都有“坐月子”的习惯。“月子期”是妇女产后身体恢复的重要时期，医学上将这一段时期叫做产褥期，指的是妇女生产胎盘娩出到产妇器官（乳腺除外）恢复至非孕状态的这段时间。产褥期一般有6周的时间，和怀孕期间相比，这段时期产妇的身体又有了很大的变化。

首先，数子宫的变化最大，从胎盘刚分娩出的状态逐渐恢复至妊娠前大小的状态。有的产妇在孩子出生之后抚摸自己的腹部时，会摸到一个很大的硬块，时而还有疼痛感。产妇对此大可不必担心，其实这个硬块就是子宫。子宫在孕期长得很大，由孕前的50克左右增到妊娠足月时1000克左右，宫腔也由原来只能容纳12～20毫升，增大到可以容纳3000克的胎儿、1000～1500克重的羊水和500克左右重的胎盘。孩子和胎盘、羊水娩出后，子宫体积很快就会缩小到胎头样大小，而且子宫收缩越好，就会变得越硬，对产妇的复原也就越有益。所以，为了加快子宫的收缩速度，产妇还可以在产后最初几小时内，有意识地经常按揉子宫（即硬块），刺激它加速收缩。

随着子宫内膜，特别是胎盘附着处内膜的脱落和修复，产妇的阴道会排出含有血液、坏死蜕膜组织等血性物组成的恶露。正常的恶露有血腥味，但不臭，一般淡红色血性恶露持续1周，以后逐渐变成浆性，约两周后转为白色恶露，白色恶露可持续2～3周。在产褥晚期，仍有少量红色恶露出现，仍属正常。如产后子宫复原不佳，恶露增多且持续时间延长，有臭味时，为宫腔内有胎盘、胎膜残留或宫腔感染所致。

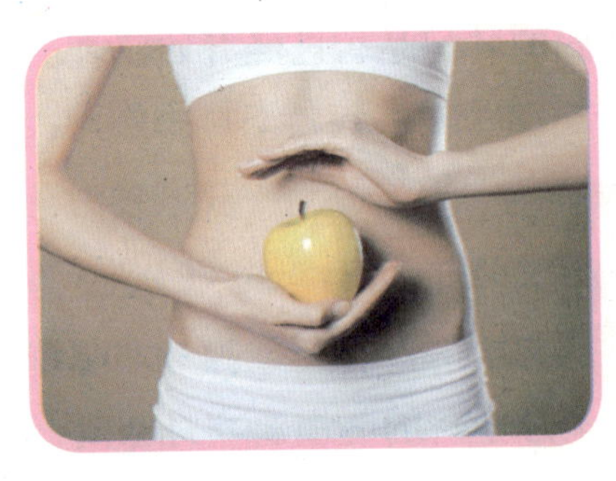

生完孩子之后，产妇的阴道会扩大，阴道壁肌肉松弛，张力低，阴道黏膜皱襞会因过度伸展而消失。产褥期内阴道壁肌张力逐渐恢复，但不能完全达到孕前水平。黏膜皱襞约在产后3周左右开始重新出现。而外阴则会轻度水肿，但一般在2～3天会自行消失。会阴部的轻度裂伤或会阴切口在4～5天愈合。处女膜在分娩时被撕裂，仅留有黏膜残痕。

与此同时，产妇的乳房也会发生重大的变化，但不是复原，而是发展。妇女自怀孕后，乳房就开始发育，逐渐变大起来，产妇分娩胎盘娩出后，约经24小时，乳房就会较多地分泌出乳汁，此时便可给婴儿正常哺乳。产后1周内分泌的乳汁，称为初乳，初乳的颜色呈黄色，乳汁较清稀，蛋白质含量较高，含糖量较低，并有缓泻作用，新生儿吃初乳有益，以后的乳汁逐渐成熟，成熟乳汁为白色，质较浓，含蛋白质、脂肪、糖、多种维生素和抗体。产后3～4天乳汁增多，乳房充盈。产妇的营养、睡眠和精神状况、健康状况会影响到乳汁的分泌。此外，婴儿对乳头的吮吸刺激也可以促进乳汁的分泌和流出。

有的妇女在产后2～3天左右，会发现自己的腋下突然长了约鸡蛋大小的肿块，疼痛难忍，而且在分娩前是没有的。产妇对此大可不必担心，实际上这是一种乳腺，不过不是正常的乳房组织，而是先天发育不良的乳房组织，称为副乳房，由于平时没有乳汁分泌，没有任何感觉。产后乳腺活跃，乳汁大量分泌，有时还淤积成硬块，就会产生胀痛感觉，这才引起注意而发现有肿块。所以，产妇无需求医治疗，只需在胀痛难受的时候，服用止痛片或局部外敷24小时，疼痛就会消退，不久肿块也就没有了。

未哺乳妇女均在产后10周左右恢复排卵和月经；哺乳妇女可于4～6个月恢复排卵和月经，故哺乳期妇女有受孕的可能。

在怀孕期间，孕妇的肾盂、肾盏及输尿管都有生理性扩张，一般在产后3个月便可恢复正常。由于产妇在妊娠期间在体内潴留的大量水分，要在产后数天由肾脏排出，所以这几天产妇的排尿量会明显增加。

由于腹腔压力的消失，所以分娩后产妇的横膈会恢复正常运动，而产妇的呼吸也转为腹胸式呼吸。产妇的胃、小肠及大肠恢复到正常位置，其功能也随之恢复。但是这时产妇的肠蠕动缓慢，肠有中度胀气，产褥初期产妇一般食欲欠佳，由于进食少，水分排泄较多，因此肠内容物较干燥，加上腹肌及盆底松弛等，从而容易发生便秘。

产后2～3天，由于大量血液从子宫进入循环，以及妊娠期间过多的组织间液的回吸收，致使血容量上升，使心脏负担加重。一般在产后3～6周恢复至孕前水平。

产妇的腹壁由于长期受到妊娠子宫膨胀的影响，从而使肌纤维增生，弹力纤维断裂，产后腹壁松弛，这至少需要6周后方能恢复。妊娠时出现的下腹正中线色素沉着在产褥期逐渐消退，腹壁原有的紫红色妊娠纹变白，成为永久性的白色旧妊娠纹，它将永远地证明你曾履行过做母亲的伟大职责。

在产褥期，随着身体内部的变化，产妇身体外部也会随之发生一些变化。

首先，产妇分娩以后，正像剧烈运动以后一样，十分疲劳却又轻松愉快，所以往往产后不久就熟睡；醒来后除觉得全身软弱少力外，一般没有什么不适，仅有少数产妇在分娩以后发生寒战。

由于腹压的减低，横膈的下降，呼吸变慢变深，产后妇女的呼吸一般都是大约14～16次左右。又由于胎盘循环停止以及卧床休息、精神放松的缘故，所以产妇的脉搏也比较慢，每分钟约60～70次。

产后24小时内，由于能量消耗过多，机体产热超过散热，所以产妇的体温一般都会升高一些，不过通常不会超过38℃。

产妇多汗，尤其在睡着和初醒时汗更多。这是因为产妇皮肤排泄功能旺盛的缘故，妊娠后期体内所潴留的水分必须在产后排出体外，出汗是排泄水分的途径之一。产妇多汗是正常现象，并非是身体虚弱的表现。

产后24小时内，产妇的尿量可多到2000～3000毫升，需要通过肾脏排出体内潴留的水分。产后常有便秘现象，这与产妇尿多、汗多有关。

以上这些都属于正常的变化，产妇只有掌握了这些变化，才能自我判断是否有异常，是否患有疾病。

产后的护理与保健

分娩对产妇的身体损伤非常大，而且产褥期母体及各个系统的解剖和生理改变很大，所以产妇在产后需要一定的时间和一定的营养调养才能恢复过来，再加上产妇还要照料哺育自己的婴儿，所以在这段时间加强对身体的护理与保健，对产妇显得尤为重要。如果护理得好，产妇的身体很快地就可以恢复过来。否则，不但会影响产妇的恢复速度，还会使产妇留下产后疾病，俗称“月子病”。

一般来说，产妇护理身体，应当从以下这些方面做起：

首先，产妇在分娩完毕之后不能立即熟睡。产妇在生产的过程中消耗了大量的体力和精力，因此当孩子出生后就会大松一口气，并且随之感到很疲劳，很想马上痛痛快快地睡一觉。但是医生主张妇女此时不宜立即熟睡，应先闭目养神，半坐卧，用手掌从上腹部向脐部按揉，在脐部停留，旋转按揉片刻，再按揉小腹，时间比脐部稍长。如此反复十余次，可有利于恶露下行，避免或减轻产后腹痛和产后出血，帮助子宫尽快恢复。闭目一段时间后就可熟睡，此时周围环境应保持安静，亲友应悉心护理和照顾产妇。此外，产妇在产褥期不能立即睡过软的床，应睡一段时间硬板床，待在孕产时松弛的有机体复原后再睡软床，否则极易导致骨盆损伤。

产后最初24小时，产妇比较疲劳，所以应当有充分的睡眠和休息，使精神和体力得到恢复。但是在产后24小时后，如果没有会阴撕裂伤、会阴侧切手术、产道损伤、发热及身痛、腹痛等症状，产妇就应当下床活动，并逐渐增加活动量，以增加食欲，减少排大小便的困难，促进恶露的排出，促进腹壁、骨盆底部的肌肉恢复，以预防压疮、皮肤汗斑和产后容易发生的尿失禁、子宫脱垂等并发症。产后1周或更长一些时间，如果外面的天气好，产妇可以根据实际情况到户外活动一会儿，呼吸一下新鲜空气，晒晒太阳，让自己的心情舒畅、愉快起来。但是时间不能太长，以免疲劳。

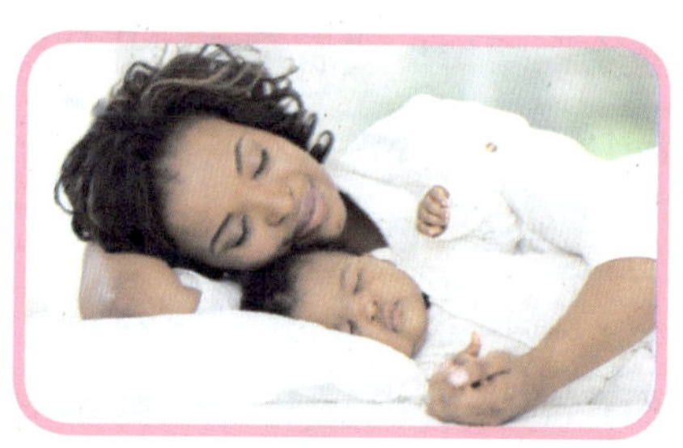

在经过妊娠和分娩后，由于维持子宫正常位置的韧带变得松弛，子宫的位置就会随体位的变化而变化，如果产后常仰卧，可形成子宫后位，从而导致产妇腰膝酸痛、腰骶部坠胀等不适。所以，为了保持子宫的正常位置，产妇最好不要长时间仰卧。早晚可采取俯卧位，注意不要挤压乳房，每次时间20～30分钟，平时可采取侧卧位，这种姿势不但可以防止子宫后倾，还有利于恶露的排出。正常产妇分娩后几天起，早晚各做一次胸膝卧位，胸部与床紧贴，尽量抬高臀部，膝关节呈90度。

产后尿量增多，产妇应尽早自解小便，以免胀大的膀胱妨碍子宫收缩。产后6～8小时仍未能自解小便，产后子宫底高达脐以上水平，或在宫底下方扪到有囊性块物的上界，均表明有尿潴留，此时可采取鼓励和帮助的做法，让产妇下床排尿；置热水袋于下腹中部，或用温开水缓冲洗外阴，刺激和诱导膀胱收缩，或针刺三阴交、阴陵泉、气海等穴位，如以上措施无效，应予导尿。如果出现便秘，则可服轻泻剂或用开塞露、肥皂水灌肠。此外，有痔疮的妇女更应注意防止便秘。

亲朋好友的探望可以给产妇带来欣慰，有利于精神恢复，但也可能给产妇带来不利的一面。如果探望的人太多，时间太长，会影响产妇休息，尤其是会给手术产的产妇增加劳累程度。此外，刚刚生产后的妇女抵抗力很弱，新生儿对外界的反应能力和抵抗力较差，如果探望的人数太多，势必会造成空气污染，从而给母婴两代人的健康与安全带来危害。所以，妇女在生产后，必须控制亲朋好友以及家人到医院探望的频度。

对于侧切生产、剖宫生产的妇女要从各个方面加强护理。侧切生产的妇女应当注意：保持外阴清洁以预防感染，在日常生活中注意防止会阴切口拆线后重新裂开和感染，避免伤口发生血肿，护理有水肿的伤口要小心，在术后多吃含纤维质少的食物以促进伤口愈合。

剖宫产的妇女在恢复期间，可能会出现一些异常现象，对此应该高度重视起来，通知医生，找出原因，及时进行对症处理。而产妇术后恢复是否顺利，对日后健康关系极大。对这种产妇的护理要十分注意，少用止痛药物，以免影响身体健康及肠蠕动功能的恢复；多翻身，使肠内的气体尽早排出，从而可解除腹胀；取半卧位，促使恶露排出，从而可避免恶露淤积子宫腔内而引起感染；术后24～48小时拔掉导尿管后，一有尿意就应努力去排，并多增加饮水量，以免保留导尿管时间过长引起尿路感染；只要体力允许，应尽早下床活动；术后第二天可吃清淡流质食物，肠道气体排通后，可进如稀粥、汤面、馄饨等半流质食物，每日可少吃多餐，每餐不可过饱；保持外阴和下腹部的清洁，严禁用水时污染伤口；术后10天左右，如果产妇一切正常，可以做一些有益的健身操。

经过产褥期的一番休息和调养，身体各器官究竟恢复得怎么样，需要做一次认真的产后检查。检查时间一般是在产后42～56天。如有特殊情况，则应提前检查。产后检查的项目包括：体重是否正常；血压是否恢复正常；检查会阴及产道裂伤的愈合情况；检查阴道分泌物，从而判定子宫内膜是否有炎症；检查子宫颈有无糜烂；检查子宫大小是否正常和有无脱垂；检查子宫的附件及周围组织有无炎症及包块；行剖宫产的产妇，应注意检查腹部伤口愈合情况，以及子宫与腹部伤口有无粘连；患妊娠高血压综合征的产妇，要注意其恢复的情况，并做尿的常规检查；对妊娠合并贫血或产后出血的产妇，要检查血常规，如贫血，应及时治疗；患有心脏病、肝炎、泌尿系统感染或其他合并症的产妇，则应到内科或产科进一步检查和治疗。只有这样，才能做到早发现问题和病症，从而早解决和早治疗。

良好的产后生活习惯

良好的产后生活习惯对产妇的恢复起着重要的作用，所以这段时间产妇在生活细节上千万不可马虎大意。

首先，产妇要格外注意产褥期卫生。产褥期卫生主要包括以下几个方面：

第一，会阴卫生。产妇必须记得常用温水清洗会阴，如果会阴有伤口，应用温盐水或1∶5000高锰酸钾溶液冲洗，并在每次大便后加洗1次。会阴如果有肿胀症状，则要进行湿敷，以促进伤口的愈合。勤换会阴垫、纸，以及卫生巾和内衣裤。洗好的内衣内裤最好放在阳光下暴晒，以杀灭上面的细菌。

产后7天，待子宫颈内口闭合后，即可用1：5000的高锰酸钾溶液坐浴，每天1～2次，每次15分钟。特别对外阴要加以清洗，有利促进伤口愈合和会阴及骨盆底肌肉恢复正常。

第二、要养成良好的卫生习惯，刷牙、漱口、洗澡、洗头、梳头这些都不能少，像民间流传的妇女在月子期间不能刷牙、漱口、洗澡、洗头、梳头的说法，其实是没有科学根据的，这样很容易给母婴健康带来危害。但是产妇在做这些的时候也应当注意方法。

刷牙的时候最好选用毛质柔软、轻便灵活、不会伤害牙龈的牙刷，牙膏也要选用刺激性小的普通牙膏，刷牙时的动作要轻柔。漱口则是每天早晨最好用温盐水漱口以保持牙齿坚固，每次饭后用温水漱口以清除口中食物残渣，用适当的药水漱口可起到防治疾病的作用。

妇女在产后汗腺很活跃，容易大量出汗，乳房胀还要淌奶水，下身又有恶露，全身发黏，几种气味混在一起，就应比平时更讲究卫生。一般来说，产妇在产后一周就可以擦浴，二周可淋浴。但不宜在澡盆内洗盆浴，以免洗澡用过的脏水进入生殖道而引起感染。洗澡时室温要保持在34℃～36℃，水温在45℃左右。浴后要迅速擦干，穿好衣服，防止受凉。在饥饿、饱食的状态下不能洗澡，否则会出现头晕眼花的症状，而且在洗澡后要吃一点东西，以补充耗损的气血。有条件的产妇也可以用适当的药水洗澡，以起到强身健体、防病治病的作用。会阴伤口大或撕裂伤严重、腹部有刀口者，要待伤口愈合再进行洗浴，但可以做身体擦洗。如果洗完头或洗完澡头发还没有干时，不能结辫、立即就睡，以防湿邪侵袭而致头痛。此外，如果做到每天用热水泡脚，对恢复体力、促进血液循环、解除肌肉和神经疲劳大有好处。在洗脚的同时，不断地按摩足趾和足心效果会更好。

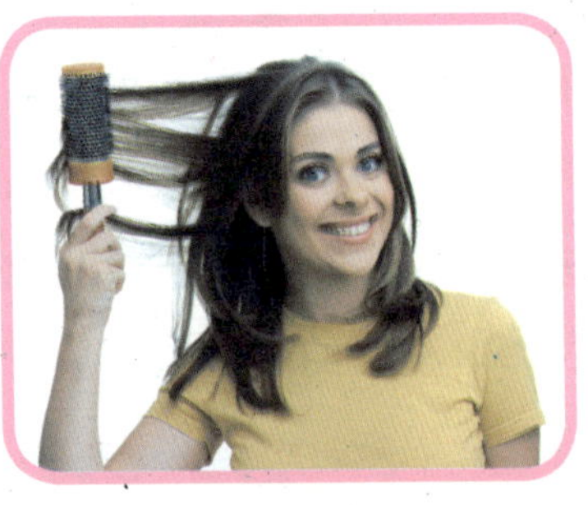

有的产妇在产后一段时间内不梳头，怕出现头痛、脱发等，这种认识是不对的。梳头不仅是美容的需要，而且通过木梳刺激头皮，还可促进局部皮肤血液循环，以满足头发生长所需的营养物质，防止脱发、早白、发丝断裂、分叉等。产后梳头有益无害，产妇要天天梳头。妇女在产后必要的皮肤护理是必要的，但不能浓妆艳抹，否则刺激的气味会影响到宝宝的情绪和食欲；化妆品中的有毒物质对产妇的健康产生不利，毒性物质通过乳汁传给宝宝，会影响到宝宝的成长，甚至造成婴儿过敏。

要注意保持室内寒温适度，预防寒气及湿热的侵袭，并保持通风光照，空气新鲜。在我国的旧习俗中，产妇虽然是在夏天分娩，但仍然会穿着长衣长裤，住室门窗紧闭。其实这种做法是极其不符合科学的，会很容易导致室内温度、湿度升高，使产妇体温不能消散而持续升高，发生产褥中暑的现象。产妇的衣着应该做到随气候的变化而变化，夏天不能太厚，冬天要注意保暖，特别是背部、下体的保暖，春秋两季则比平常人稍厚些，以无热感为好。穿衣原则要做到宽大舒适、厚薄适中，并且还要时常更换；不能随便穿硬底鞋、高跟鞋、拖鞋等，以防产后足底、足跟痛以及下腹酸痛。此外，产妇必须穿袜子，不要赤脚，以免受凉，对健康不利。乳罩不能采用化纤、羊毛制品，应采用柔软透气的全棉织品，内侧最好能垫上几层纱布，以便于防尘。另外，乳罩应勤洗勤换，并注意不要和其他衣服混在一起洗涤。

妇女在产褥期一定要注意休息，不能太过劳累。比如，产妇要控制看电视的时间，以免产生双眼疲劳，视觉模糊；更不能边哺乳边看电视，否则会减少母亲和宝宝的感情交流的机会，对婴儿的大脑发育不利，也影响乳汁的分泌。看书、织毛衣的时间不能过长，否则不但会引起眼睛疲劳，还会影响到休息。而且织毛衣由于必须长时间采取坐位，会影响颈项、腰背部肌肉的恢复，引起腰背疼痛。产妇更不能过早地恢复劳动和工作，到产后满1个月的时候，才能适当地做些家务劳动，产后42天可以从事一般性劳动，产后56天能从事正常的劳动。

产妇在产褥期严禁过性生活，否则不但会给产妇带来不适，还有可能引起女性阴道炎、子宫内膜炎、盆腔炎、子宫出血及会阴撕裂，严重的甚至引起败血症。因此要等到产妇的性器官完全恢复过来，夫妻之间才能过性生活。一般来说，正常分娩产妇的外阴水肿、充血要在产后10余天恢复正常，子宫膜创面要到56天左右才能完全愈合。所以，正常分娩的产妇要到生产完56天后才能过性生活。而产钳及有缝合术者则要等到70天以后。剖宫产更晚，需要在100天后并采取严格避孕措施后方可过性生活。而且在恢复性生活后，也应当注意次数不要太过频繁，每次时间不要过长；丈夫的动作不可过猛，否则会伤害妻子刚刚恢复的阴道；丈夫还要注意保护妻子的乳房，因为这时的乳房经常充盈大量奶水，如果受压，会导致乳房疾病，给大人孩子造成痛苦。

产后瘦身活动

绝大多数妇女在生完孩子后，身体都会发胖，臀部、大腿、腹部等处出现明显的赘肉，如果不加注意，可能在月子里还会胖上加胖。所以产妇要想恢复自己的身材，就要在分娩后坚持必要的身体锻炼，多做有助于消除腹部、臀部、大腿等处多余脂肪的体操锻炼。

一般来说，正常分娩的健康产妇从产后第2天就可开始做产妇健身体操，包括抬腿运动、仰卧起坐运动，以增强腹直肌张力；缩肛运动，以锻炼盆底肌肉；还可做胸膝卧位，以预防或纠正子宫后倾。以上运动每天做2～3次，每次10分钟左右。但是体虚发热者，血压持续升高者，有较严重心、肝、肺、肾病者，贫血及有其他产后并发症者，做剖宫产手术者，暂不作体操，会阴严重撕裂者，产褥感染者等这些产妇也不能做。

产妇千万不能用紧腹、束腰的方法来恢复体形，因为这会对产妇带来极大的危害，会使产妇腹内压升高，从而导致子宫下垂、严重后倾后屈、阴道前后壁膨出等生殖器官异常症状；会使产妇盆腔血液运行不畅，抵抗力下降，引起附件炎、盆腔炎、盆腔淤血等妇科疾患；腹内压升高会使产妇肾、肝、脾、胃、肠等脏器受压，血管变位，动脉供血和静脉血回流发生障碍，影响脏器功能，久而久之会使人产生腰酸、腹胀、食欲不振、营养不良、少便、恶心等症状，还影响产妇的奶水质量；长期紧腹束腰会造成营养不良，各种营养素缺乏，身体健康受损，更达不到健美的目的。

如果产妇确实需要腹带（包括系腰带）辅助，也应当正确使用，能够做到不影响腹式呼吸。如果产妇是剖腹产，手术后的7天内用腹部包裹腹部，可促进伤口的愈合，但腹部拆线后则不宜使用腹带。产妇身体过瘦或内脏器官有下垂症状，使用腹带对内脏有举托作用，但当脏器复位后，便应将腹带松解为宜。另外，胎儿过大，一胞多胎的产妇，如腹部非常松弛，成为悬垂状，可适当使用一段时间腹带。总之，使用腹带时间不宜过长，应以积极锻炼为主。

此外，产妇还不能过早地瘦身减肥，这是由妈妈的哺乳婴儿天职所决定的。在正常情况下，女性怀孕后的体重一定会增加，通常要比怀孕前增加10～15千克，而宝宝降生后体重还要比怀孕前重5千克左右。这增加的重量包括增大的乳房、子宫和部分增加的脂肪，这些重量在度过产褥期和哺乳期后会逐渐消化。如果新妈妈在产后早早地节食，参加瘦身运动，急于将这部分增加的体重减去，必然要影响母乳的质和量，从而间接地影响宝宝的健康。

此外，妇产科专家认为，新妈妈生育后马上做减肥运动会导致子宫康复放慢并引起出血，而剧烈的运动则会使新妈妈的手术断面或外阴切口的康复放慢。因为在怀孕期间，体内激素发生变化，使结缔组织软化，生育后的几周内，一些关节特别容易受伤。过早、长时间的减肥运动使盆腔韧带发生严重松弛后，会导致子宫、膀胱、直肠突向阴道，造成子宫脱垂、尿失禁和排尿困难。这些症状不一定在产后马上出现，而常常在10年后逐渐明显。

如果新妈妈想要减肥，好好喂奶是一个不错的方式。因为哺乳可以消耗卡路里，即使多摄取汤汤水水，体重也不会增加。一般来说，亲自用母乳喂养孩子的妈妈，在正常儿生出后6个月可考虑断奶并进行瘦身运动；如果未进行母乳喂养，可在产后3个月时根据自身的健康状态着手瘦身。

产妇的饮食调理

在生完孩子之后，产妇既要恢复自己的身体，又要哺育孩子，因此产妇的膳食营养决不能忽视，它直接关系着母亲和婴儿的健康大事。所以，产妇在日常饮食应当做到以下几点：

第一，产妇哺育期间的饮食热能要高。妇女产后每日需要的热能基本上相当于男性体力劳动者所需要的热能，所以这单靠糖类是远远不够的，还需要摄入羊肉、猪瘦肉、牛肉、鱼等动物性食物和高热能的芝麻、花生、松子、核桃等硬果类食物。此外，紫菜、海带等菌藻类食物，除提供热能外，还富含不饱和脂肪酸，有利于婴儿大脑的发育，也可多食。

第二，补充高蛋白质。产妇每日分泌乳汁需要消耗大量的蛋白质，而6个月大的婴儿对八种必须氨基酸消耗量非常大，是成人的8～12倍。所以，乳母的饮食蛋白质的质量是很重要的。此外，产后气血虚弱，生殖器官复原和脏腑功能康复也需要大量蛋白质。蛋白质是生命的物质基础，含大量氨基酸，是修复组织器官的基本物质，这些对产妇本身是十分必要的。一些食物，如小米、豆类及豆制品、猪瘦肉、牛肉、鸡肉、兔肉、鸡蛋、鱼类等含蛋白质丰富，每日必须搭配2～3种。

第三，脂肪是产热高的食源，不但可以强壮产妇的身体，而且还可以增加乳汁。肉类和动物油含有动物脂肪，豆类、花生仁、核桃仁、芝麻、葵花籽、菜籽含植物脂肪。但是由于动物脂肪中的胆固醇量比较多，且容易使人发胖，所以产妇应该多摄入植物脂肪。

第四，要保证机体对钙等无机盐的需求。泌乳使母体每日消耗约300毫克钙，有时要动用母体的储备钙，因此产后乳母常缺钙而患骨质软化症，会出现肌肉无力、腰酸腿痛、牙松动等症状。所以必须选择含钙多的食物，如牛奶、虾皮、水产品、芝麻酱等。

第五，要保证铁的供应。妊娠期约有半数的孕妇患缺铁性贫血，分娩时又因失血丢失约200毫克的铁，哺乳期从乳汁中又要失去一些。铁是构成血液中血红蛋白的主要成分，因此，产后补铁是很重要的。含铁多的食物有鸡蛋黄、动物肝脏、红糖、豆制品和一些新鲜蔬菜。

第六，要补充足够的维生素。维生素是人体不可缺少的营养成分，产妇除维生素A需要量增加较少外，其余各种维生素需要量均较非孕产期增加1倍以上。因此，产后的饮食中各种维生素必须相应增加，以维持产妇的身体健康，促进乳汁分泌，保证供给婴儿的营养成分稳定，满足婴儿的需要。含维生素丰富的食物有胡萝卜、冬笋、山药、西红柿、豆类、茄子、芥菜、大白菜、黄瓜、鸡蛋等。

此外，产妇在饮食中增加营养的过程中，还必须做到正确合理，要根据产妇在哺乳期的身体特点进行。

第一，产妇在分娩的时候由于失血比较多，所以就需要补充铁；产妇体虚，需要多吃补充气血之物。红糖中含有丰富的铁质，而且具有益气养血，健脾暖胃，驱风散寒，活血化瘀等功效，是产妇补铁补血的有效食品。但是产妇不能无限期地喝红糖水，因为红糖的活血作用会使恶露的血量增多，造成产妇继续失血，也会使产妇身体内热量增加，使身体发胖。因此，产妇不宜长时间喝糖水，一般控制在产后7天至10天为宜。

第二，产妇哺乳新生儿，需要多吃下奶食品。用鸡、鱼做汤吃，营养价值高，汤水多，有利于健身和补乳，对母子都有益。公鸡炖汤，鸡肉味道鲜美，能增加食欲，促进乳汁分泌。猪蹄炖汤，再加上黄豆同煮，其催乳作用强，营养价值也很高。此外，炖排骨汤、炖牛肉汤、炖猪瘦肉汤、炖鱼汤均是营养价值高和增乳佳品。吃汤时适当加点醋，也可促进食欲，排骨汤、鱼汤加醋，不但去腥还有利于钙、磷的吸收。

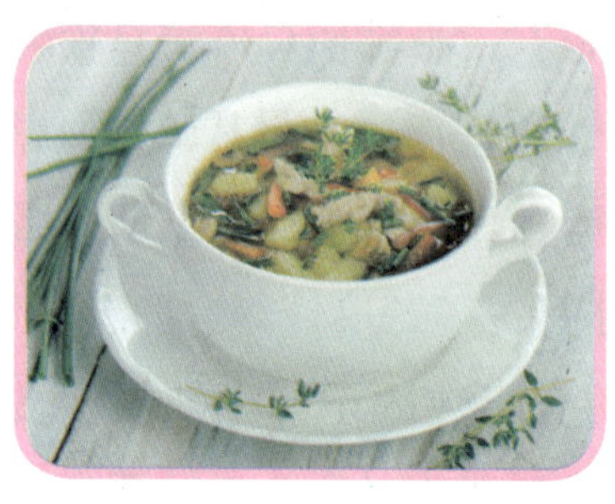

第三，产后所需营养并不比怀孕期间少，尤其要多吃含蛋白质、钙、铁比较丰富的食物，如牛肉、鸡蛋、牛奶、动物肝和肾，以及豆类和豆制品，也可用猪骨头、猪蹄煮汤喝，因为这种汤含钙较多。不能忽视对盐的摄入，否则就会引起产妇食欲不振，营养缺乏。如果乳母过分限制盐的摄入，影响了体内电解质的平衡，不但影响乳母的食欲，而且也会造成婴儿体内缺钠，对身体发育不利。但是产妇也不宜过多食盐，否则会加重肾脏负担，使血压增高。

不过，哺乳的产妇在分娩后3个月内应忌吃味精，因为味精会使婴儿缺锌，从而导致婴儿味觉差、厌食，而且还可造成智力减退、生长发育迟缓等不良后果。

第四，产妇的营养要全面，就要做到均衡进食，不偏食，如鸡蛋含有丰富的蛋白质，但一般产妇每天吃3个鸡蛋就够了，超量吃鸡蛋一是不好消化，二是减少了其他多种营养素的摄入。产妇适当多吃一些粗粮，可以比光吃精米精面多摄取各种营养素。此外，蔬菜、水果不可少，因其含有多种维生素，而且可以促进乳汁正常分泌。

第五，产妇胃肠功能较弱，特别是活动量较小，消化力受到限制，所以宜多吃易消化的食物。刺激性食物如辣椒、酒，不但伤胃，而且可使产妇发生便秘，长期便秘，可诱发子宫脱垂。

第六，小儿哺乳期间，乳母必须营养全面，才能满足婴儿和产妇自身的需要。如果产妇有挑食或偏食的习惯，哺乳期必须改正。也不要盲目忌口，否则导致营养不全面，必然影响婴儿的生长发育和母亲的健康。

第七，产妇不能滋补过量，否则就会导致产妇肥胖，从而使产妇体内糖和脂肪代谢失调，引发各种疾病。如果产妇营养太丰富，必然会使奶水中的脂肪含量增多，如果婴儿胃肠能够吸收，也易造成婴儿肥胖，并易患扁平足一类的疾病；若婴儿消化能力较差，不能充分吸收，就会出现脂肪泻，长期慢性腹泻，还会造成营养不良。

此外，茶、烟、酒都是产妇在哺乳期应当禁止的。茶中含有咖啡因，会影响产妇的休息；如果婴儿通过母乳摄入咖啡因，就极易发生肠痉挛和无缘无故啼哭的现象，甚至使婴儿精神过于兴奋，不能很好睡眠，不利健康。烟酒都是刺激性很强的东西，对母亲和婴儿的健康都没有好处。特别是婴儿，通过母乳摄入烟中的尼古丁、乙醇等有害物质，其健康和发育会遭到极大的损害。

认真观察自己的孩子

经过漫长的十月怀胎和艰难的生产，宝宝终于和我们见面了。现在就让我们看看新生儿的样子到底是什么样的。

在新生儿头顶的正前方，一般都会有空隙，被称之为囟门，是头壳的缓冲区。囟门在压力下，使头骨发生一定的变形，从而可以帮助宝宝生产时顺利通过狭窄的产道，并顺应日后宝宝脑部的发育。囟门一般大约在12～18个月间密合，如果到2岁还没密合的话，就要找医生检查了。

刚出生的宝宝的皮肤是淡红色的，且因为长时间泡在子宫羊水里，所以皮肤有点松、皱，手脚看起来也像要脱皮的样子。体表有一层白色的胎脂，混杂着些许血水，清洗后即可消除。身体有些部分，特别是肩膀、背、耳朵及额头上，会有一层黑黑的细毛，大约在宝宝满4个月前会脱落。之后，宝宝的肌肤才会光滑柔软。

由于经过产道时会遭受挤压，所以自然生产的宝宝头部和面部都会有些变形，头变得又长又尖，甚至淤血而有肿块；耳朵可能被反压到脸颊，鼻子或许被挤扁了；如果用了产钳，脸颊和太阳穴可能会有暂时性的淤伤。不过不用担心，这些状况都会逐渐好转。

比起成人来，新生儿的身材比例是不同的，看起来头大，躯干长，腿短。头与全身的比例，在出生时是1∶4，成人时是1∶6；腿长与全身比例，出生时是1∶3，成人时是1∶2。

男宝宝的睾丸大多已在阴囊里；女宝宝的外阴部已非常完整，小阴唇、阴蒂等则被大阴唇所覆盖。

一般新生儿的体重大约是3千克多（出生后前几天，因为生理性脱水的缘故，体重可能减轻3%～9%），若体重在2500克以下，则称为低体重儿，需要特殊的照顾。身长为50厘米左右，但也会因为性别或胎次而有不同，亦有逐胎增加的趋势。正常头围为34厘米左右，胸围为32厘米左右，头围、胸围大小因体型而有出入，所以没有什么关系，若是大或小得非常明显，医生就会作特别检查。

父母不光要观察自己孩子的外形，而且在平时哺育孩子的时候还要善于解读宝宝的身体语言，以了解其各方面的需要。

当孩子还没出生时，胎儿的肠道是不活动的，腹肌没有经过很好的训练。以至于到了出生后，它就显得很无力，因而宝宝在大便时往往表现出很吃力的样子，鼻子还会哼哼。但是家长不能因此妄下结论以为孩子是便秘，只要宝宝的大便是稀软的，父母就不必为此担心。

宝宝每天要弄脏、弄湿很多块尿布，因此宝宝极易长尿布疹。不过，这里还有另一个“疑犯”——酸度较强的肠道环境。刚出生的宝宝消化系统还没有发育成熟，所以就不能把奶中的糖类全部都吸收，剩下的就在其肠道中发酵，产生气体、酸水，甚至是泡沫便。这些都会使敏感的肌肤受到更强的刺激。所以预防尿布疹的有效措施是勤换尿布（纸尿裤），并且每次大便后把臀部清洗干净，并有效使用护臀膏。

如果发现宝宝的脚趾甲好像长进了肉里，而且还发红，父母对此大可不必担心，因为这是一种正常的现象。但是如果轻轻捏住宝宝的趾甲，发现趾甲周围的皮肤很软，像水肿的感觉，宝宝也疼得哭起来，这就不正常了。

新生儿的脚底扁平或者弓度很小是非常正常的现象，相反，如果他的脚底呈现出很大的弓形，反而提示可能有神经或肌肉发育问题存在。孩子们的脚弓到4～6岁时才发育完全。

宝宝在子宫里的时候，腿和脚总是最大限度地弯曲着，甚至在出生后还照样弯曲，直到两个月后才慢慢可以舒展。所以，只要孩子的腿和脚可以轻轻地而且没有痛感地摆弄到正常位置，就不用太担心，如果几个月后还是这样，可以去找医生查一查。

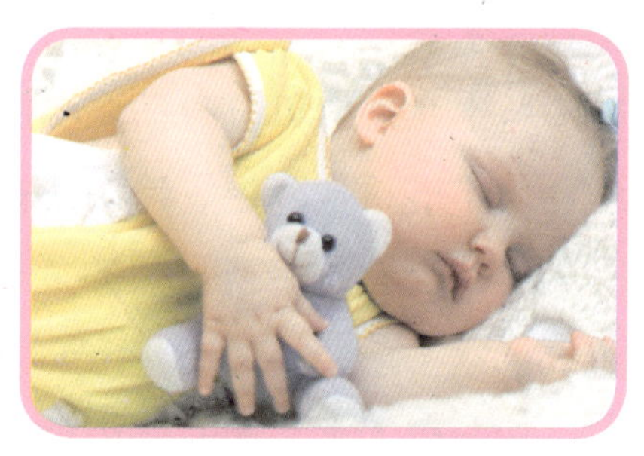

如果孩子偶尔发生斜眼，父母大可不必为此担心。但如果3个月后还是斜视，或者从出生后眼睛就一直斜视，那么就要找眼科医生检查了，看是否有眼部问题存在。

新生儿喉头的位置相对较高，这可以确保在吃奶时奶水不会意外地呛到气管里去，但这也造成了他没法用嘴呼吸，而只能通过鼻子呼吸。所以他的鼻子千万不能堵住。不过几个月后，婴儿就可以用嘴呼吸了。

刚出生的宝宝哭的时候没有眼泪，这是因为在开始的时候，宝宝的泪腺产生的眼泪太少，而且宝宝的泪道也可能部分或全部地堵塞住，直到6个月大时才完全打开。

轻轻摇晃可以当作安抚宝宝哭泣的秘密武器，但这并不意味着你可以用力摇晃婴儿，因为婴儿头部的髓磷脂还不能够起到保护大脑的作用，猛烈的摇晃会使大脑前后碰撞，严重的会造成头部毛细血管破裂，甚至造成死亡。这也就是人们说的“摇晃综合征”。

成人每分钟呼吸的平均次数为12～20次，而一个新生儿却可以达到60次。而且宝宝的呼吸还不稳定，甚至有时会有短暂的10秒钟“呼吸暂停”。不过大约在6个月后，婴儿就能建立起成熟的呼吸模式了。

新生儿的小脑发育还不够完善，所以其动作大部分都是偶然的和突发的，完全是无意识的神经反射。但随着神经通路的逐步建立，信息传递的日益成熟，几个月后，宝宝的动作就会逐渐地变得平稳起来。

新生儿体内负责自动调温的甲状腺发育还不成熟，当他热的时候汗腺不能帮他降温，冷时不能打哆嗦产生热量。所以出生一两个月的婴儿会有过冷或过热的危险，因此外界的温度调节就显得格外重要。

比起成人来，婴儿体内的水分比重更大，所需要的水分更多，所以婴儿比成人更容易发生脱水的危险。如果想检查宝宝是否缺水，可以把小手指伸入他的嘴里探一探，如果里面是湿润的，就证明一切正常，如果里面是干的，而且发黏，就说明他需要进食母乳或配方奶了。

新生儿喜欢观看抱着自己的人的嘴巴或额头，这是因为他的视线是模糊的，只能看清楚近处和轮廓鲜明的物体。但是随着时间的延伸，宝宝的眼球会变得更深，视网膜发育也更成熟，看到的物体也就更远更清晰。

横膈膜是人体内与呼吸密切相关的一块肌肉，如它发生痉挛，人就会打嗝。刚出生的宝宝因为膈膜发育不成熟，很容易在受到强烈的刺激或吃奶时吸入空气而频繁打嗝，但是等三四个月过去后，随着膈膜的发育成熟，打嗝也就相应减少了。

由于胃太小，宝宝需要频繁地进食才能保证身体发育的需要。但等到1岁的时候，胃长大了之后，他就可以像成人一样有规律地进食了。

宝宝的脸颊圆嘟嘟的，看起来非常可爱，这是因为其皮肤下面长着特殊的脂肪组织——颊脂垫，在婴儿吸吮需要协调上腭、双颊、嘴唇和舌头的动作时，它起到支撑上腭的作用。

刚出生的宝宝耳朵非常软，甚至可以折到一个不可思议的角度。这是因为他们耳朵中的软骨尚未发育成熟，很容易曲折。但是几周后，宝宝的耳朵就会变硬，和成人的耳朵一样竖直，且保持正常的姿态。

新生儿大腿骨顶端的两个隆起是由柔韧的软骨所组成的，它们慢慢会变硬，并嵌入圆形的髋关节的凹洞中。如果隆起没有到达正确的位置，髋关节就不能恰当地发育，从而会造成将来的跛行。所以在满月检查时，医生会把孩子的两条腿分开，并且做圆形绕转，以确定髋关节没有脱臼，一切正常。

新生儿的双肋之间有个突起，可能是胸骨的底边，称为剑状软骨突起。虽然名字很怪，但它是正常的，你有时甚至注意不到它（这个突起更容易在瘦小的婴儿身上看到）。慢慢地，它就会和胸骨融合在一起，并且被肌肉和脂肪覆盖，到那时，你就更不易看到它了。

学会养育自己的孩子

有了宝宝以后就是一辈子的事了，因为他的生活从此便和父母紧紧相连。但是刚出生的孩子完全没有独立生活的能力，这就需要父母肩负起养育孩子的职责，以帮助宝宝健康快乐地成长。虽然宝宝的生活琐事很多，但事实上并不困难，这时候除了要具备耐心，还是耐心，如此就可当称职的父母了。

第一步就是不能忽视对宝宝的搂抱与爱抚。1岁以下的孩子对父母有强烈的感情依附，渴望亲人的抚摸、拥抱，如果父母能够体察到宝宝的情感需要，在适当的时机多抱抱孩子，不但可以使孩子得到安全感，建立良好的亲子关系，而且还有利于孩子健全人格的培养和智力的发展。

人的初次人际交往对象就是母亲，而爱抚与搂抱则是人类学习到的第一种良性方式。“抱大”的孩子人际智能的提升会比较快，往往给周围的人产生安全感，并富有同情心。如果妈妈在抱孩子时还能附和着喃喃细语，则更能促进宝宝大脑皮层神经系统的发展，使孩子的智力得到发展。

随着教养新观念对现代父母的冲击，不少父母在建立亲子关系的同时，过分地注意孩子的独立性的培养，认为孩子的独立性应从0岁开始培养，因此误以为多抱抱宝宝，满足他们的皮肤饥饿是对孩子的溺爱。其实这是一种极端荒谬的思想与做法，这极易影响到孩子的健康成长和智力的发展，而且还会使孩子人格发展受到阻碍。因为一个人如果从小缺乏母爱，将会使人失去安全感，长期在没有安全感的环境下成长，人格的发展必然会存在缺陷，例如表现出孤僻、冷漠等阴暗心理。

此外，宝宝学会爬行、走路之前需要借助亲人的拥抱来移动、拓展空间；新生儿并不适合长期平躺，因为胃肠里会积着空气，抱直起来，气泡容易出来，宝宝会觉得较舒服。这些都需要母亲和亲人的怀抱才能解决。而左手抱孩子则是最佳的姿势，因为这可以更好地帮助妇女了解婴儿的需求，促进母子之间的情感交流。

首先，母亲是人的感情的根基，所以亲人特别是母亲不要吝啬自己的爱，在温暖的怀抱里为宝宝筑起生命的摇篮！就算是孩子不闹不哭也要抱抱。当孩子的颈部肌肉发育得结实有力，足以支撑起头部可做抬头动作时，父母除了可以抱着孩子左右摇晃外，而且还可以时常将宝宝高举起。高举的动作对于孩子的智力发展及感觉统合都大有裨益。

其次，随着科技的不断进步，人工喂养孩子的水平越来越高，比如专门为孩子生产的“配方奶粉”就是很好的代乳品。但是母乳的作用仍然不能忽视。因为母亲的乳汁是任何饮食都无法替代的理想食品，其所含的各种营养物质最适合孩子的消化吸收，而且具有最高的生物利用率。母乳中含有各种免疫球蛋白，会增加小儿的抗病能力。母乳中几乎无菌，直接喂养不易污染，温度合适，既方便又经济。母乳中的钙、磷含量比例适宜，且含有较多的糖、卵磷脂等，有利于小儿的生长发育。宝宝的吸吮过程反射地促进母亲缩宫素的分泌，促进母亲子宫的收缩，能使产后子宫早日恢复，从而减少产后并发症。母乳喂养也是增进母子感情的过程。母亲对宝宝的照顾、抚摸、拥抱、对视、逗引以及母亲胸部、乳房、手臂等身体的接触，都是对宝宝的良好刺激，能促进母子感情日益加深，可使宝宝获得满足和安全感，使宝宝心情舒畅，有利于孩子的身心健康。所以凡是有能力的母亲，在孩子出生以后最好能用自己的乳汁喂养孩子一段时间。

再次，要注意孩子的穿着和保暖。为新生儿缝制或购买衣服必须符合新生儿生长发育的需要，应该是卫生、柔软、宽松、穿脱方便及保暖的；颜色应当以浅色为宜，因为浅色的衣服便于换洗，另外，深色染料褪色会刺激皮肤。

新生儿不会走路，虽然不需要穿鞋，但是袜子却不能缺少，这是因为穿袜子可以起到保暖的作用，避免宝宝在乱踢乱蹬的时候损伤足部，防止尘土等脏东西侵袭孩子娇嫩的身体和蚊虫的叮咬。不过，给宝宝选择袜子一定要选择透气性能好、柔软的棉袜。袜子大小要合适，过紧会影响小儿脚的正常发育，过于松大，也不舒适、不方便。同时，袜子要经常洗换。

给新生儿不能穿得太多，或是被子盖得太厚，应当随着气温的变化而增减。天气冷了多穿点，气温高了应及时脱掉。冬天到户外可以适当增加衣服，在室内就不要让棉衣、棉裤、棉帽捂得太多。不分季节、不分室内外地捂盖太多、太严实，会造成孩子抵抗力低下，就非常容易发生感冒，严重的可造成“婴儿闷热综合征”，一方面可造成机体不同程度的缺氧，另一方面可使体内丧失大量水分，出现不同程度的脱水症状。此外，还不能忽视对宝宝腹部的保暖，即使夏天气候炎热，也应防止新宝宝腹部受凉，不要光着身子睡觉和玩耍。

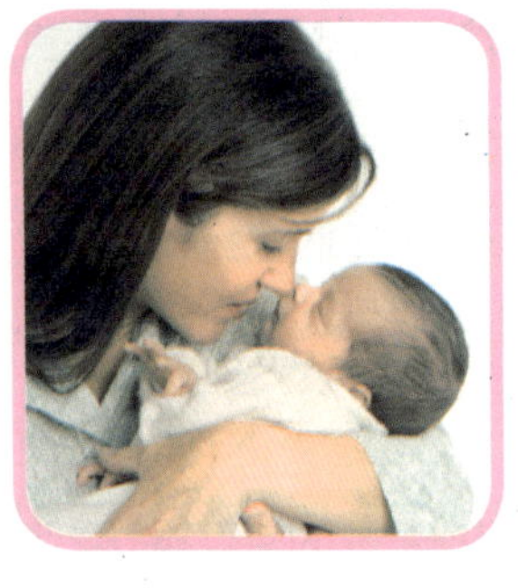

第四，要做好宝宝的日常健康护理。宝宝的皮肤细嫩，最易损伤，因此宝宝的尿布应当选用柔软、清洁、吸水性强的白色或浅色棉布为宜。尿布湿了或脏了应该及时更换，以免产生尿布性皮炎。在给宝宝洗尿布的时候不宜用洗衣粉，应用温和的肥皂水浸洗，以除去污渍，最后把洗干净的尿布用开水烫后，再放在阳光下晒干。

新出生的宝宝除了吃奶，大部分时间是在睡觉中度过的，因此给宝宝选择一个舒适、安全的婴儿床特别重要。一般来说，宝宝最好不要睡软床，因为这极易使宝宝发生脊柱畸形。宝宝在睡觉的时候，大人应该注意要经常为宝宝翻身，变换体位，更换睡眠姿势，以保证宝宝的头型均匀端正，而且宝宝的头部或脚部应朝着光线较强或有响声的一方。此外，宝宝睡觉的时候不能依旧抱着，否则就会影响宝宝的睡眠质量和母亲身体的恢复，而且更不利于宝宝养成独立的生活习惯。

在一般情况下，健康的新生儿第2周就可以到户外去接受阳光照射，并呼吸新鲜空气，但是一般要在天气暖和，无风的情况下进行，衣服要适当，要露着小脸。这样可以增加宝宝的抵抗力，有利于宝宝的健身。

为了宝宝免于脐带感染，家长应当保护好新生儿的脐带，保持脐部干燥和清洁。新生儿的卡介苗、乙肝疫苗等的接种也不能忽视，因为这关系到宝宝整个童年乃至一生的健康。

新生儿经常依靠啼哭来进行呼吸运动，促进肺部增加活动量，因此，父母不要听见宝宝哭了就去抱他，而剥夺了他运动的机会。若是父母听到哭声，应先了解原因，新生儿若已吃饱、睡好、尿布换干净，身体没有不舒服，就不必紧张。可以适当让他每天有几次哭的时间去进行呼吸运动，增强肺部活动量。一般来说，宝宝啼哭会本能地调节，哭到一定程度觉得累了，就会自然停止。如果宝宝哭得厉害或哭得时间过长，则应将宝宝抱起，轻轻拍打背部，使之安静下来。

第五，虽然新生儿的身体非常娇弱，神经系统尚未发育成熟，但是他们有着天生的条件反射能力和各种学习能力。所以，宝宝出生后父母就应抓紧时机给予教育训练，并继续在婴幼儿期不断地加深教育与训练，这将对宝宝的一生起着重要的作用。此外，还可以给宝宝买一些色彩鲜艳、有响声、能活动的玩具，以引起他兴奋而自发地活动手脚。但应注意玩具要小型、柔软、光滑而无锐利尖角边缘的，重量要轻而易抓握的。

最后，父母要帮助宝宝从小养成良好的卫生习惯。家长应该给宝宝勤洗澡，保持宝宝身体的清洁。家长应经常帮宝宝修剪指甲，以免指甲过长抓伤自己，以及因为碰到坚硬物而断裂、发炎等。

如果宝宝有咬手指甲和吮吸手指的坏习惯，就要及时有耐心地帮他改正过来。其实，这与宝宝的心理状态和父母的教养方式有着很大的关系。所以父母如果发现自己的宝宝有这个坏习惯，就应该及时地了解宝宝的心理反思自己的教育方式，然后找出正确的矫正方法对症下药，而不是简单粗暴地加以制止，或是干脆不闻不问。

（本书图片由上海微图提供）